悪法!!「大麻取締法」の真実

新版

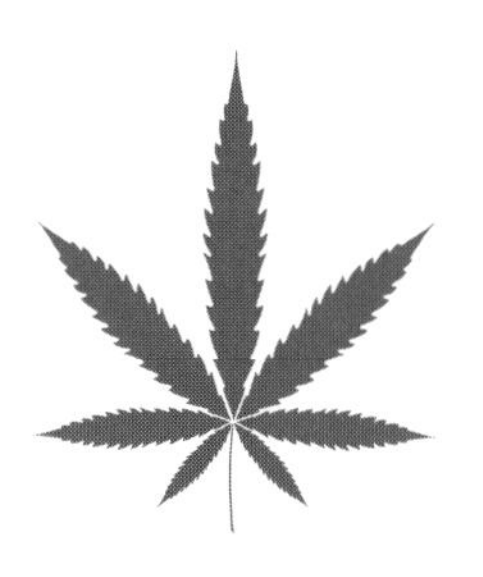

船井幸雄

ネス社

はじめに

本書をまとめるまで、私は「大麻取締法は悪法だ」と思っていました。

現状では、確かに「天下の悪法」と言ってもよいような運用がなされています。

しかし、調べるうちに大麻産業は「金の卵」であることがよくわかりました。とりあえず上手に運用すれば、日本だけで10兆円〜30兆円も経済効果をあげそうです。農家はもとより、国民も日本国も助かるし、企業としてもＪＴ（日本たばこ産業株式会社）が５つくらい生まれる以上の効果まではすぐに行きそうです。

本書ではそれらの実情を、できるだけ客観的に示します。


このように言いましても、私は大麻という植物を、現実には見たことがありません。当然、大麻草からできた現物や製品は麻製の肌着くらいは持っていますが、それ以外はほとんど見たことも手に取ったこともありません。

ただ大麻には縁（えん）がありそうです。

大麻のことを少し詳しく聞いたのはたぶん、１９５４年（昭和29年）ごろだと思います。

当時、京大の農林経済学科の学生だった私は卒業論文のことで、先輩である指導教授に相談に行きました。そのとき、教授から言われたのです。

「船井君、いま日本の農業は衰退期に入ろうとしているね。それを盛り返し、さらに日本と日本人の精神を立て直すのには、僕は大麻がいちばんだと思うんだ。しかし1948年（昭和23年）に『大麻取締法』が制定されたために、いまは取りあえずいっさいタッチできなくなった。悲しいことだ。これが農林経済学を専攻する学生のベストの卒論のテーマなんだが、現状では如何（いかん）ともしがたい。仕方がない。他の興味のあることを卒論では書きなさい」とその教授はアドバイスをしてくれたのです。

そんなことがあり、大麻のことは、その後もたえず気にはなっていたのです。

それから50年近く経って平成に入ってからですが、なぜか私は次々と大麻を研究している人に出会い始めたのです。

大麻草の実物には、まだお目にかかっていませんが、いつの間にか耳学問で大麻草や大麻産業の素晴らしさを知り、それらに惹（ひ）かれていきました。もちろん知識だけですが大麻について、いろんなことを知りました。

戦後すぐGHQ（連合国軍最高司令部のことを以下「GHQ」と書きます）が、日本と日本人を骨抜きにするために日本に押しつけた三大政策の1つが「大麻取締法」であるらしいことも知りました（他は本書内で書きます）。

そのようなこともあり、本書では、初めて大麻について学生時代にもどり、卒論を書く気で調べてみたのです。


ここで少し私ごとを書きます。

超健康体であった私は、２００7年3月中旬から体調を崩しました。難病です。もう5年半近くなります。いまも一進一退、決して芳しくありません。年齢も79歳になりました。今年2月には「もはや寿命は永くない」と予感し『船井幸雄の大遺言』（２０１2年4月青萠堂刊）を執筆したぐらいです。

したがいまして本書のための取材などでも自ら動けないのです。

そこで本書の版元のビジネス社の唐津社長と、そのスタッフに助けてもらい、私に代わっての取材や資料集めをお願いしました。

10日ほど前にそれらが揃ってまいりました。それから今日まで、それらを体系的に整理しまとめました。2、3日中に原稿にまとめて出版社に送る予定です。

それともう1つ、本書の出版を急いだ理由があります。

経営コンサルタントと経営者業を本業とする一方で、昔から情報マンでありＰＲマンであった私には、世界中に多くの人脈があります。その大半は、素晴らしい情報通の人たちです。現在も彼らとは多くの情報交換をしております。

それらの中の特に大事な情報を、日本人の特別の（有意の情報に関心ある）人たちに知らせたく思い、今年２０１２年（平成24年）１月５日（木）に「船井メールクラブ」という有料メルマガクラブを発足させました。

会員は数回ほど私のブログ（船井幸雄ドットコム）でＰＲしましたところ、１０００人余が応じてくれました。

このクラブでは毎週木曜日に、特別に大事と思える情報を発信しており、毎月の第１木曜日だけは、私自ら２万字をこえる情報を提供しています。

その第１回目の１月５日に私の書いたのが「大麻」のことなのです。

ところが１０００人余の「船井メールクラブ」の会員さんからは、それについての反応も実際的な行動もほとんどありませんでした。

そこで今月（２０１２年６月30日）、１～５月の第１木曜日に私の発信した「船井メールクラブ」の文章を原文にして、大幅に削ったり、付加してわかりやすくして『船井幸雄がいままで口にできなかった真実』という題名の本を徳間書店から発刊することにしました。

と言いますのは「船井メールクラブ」のメルマガの文章は発信後約１カ月で消去するように

設定しており、素晴らしい情報ばかり（？）なので、1000人強でなく多くの人にも知ってほしいからです。もちろん、会員さんたちには不満の出ないようにお断りや私の意図のPRはしましたし、本自体もそのような本にいたしました。

きのうあたりから書店に並んだのか、この徳間書店の新刊の反応が出て来ましたが、いまのところ「大麻」についての反応はほとんどありません。

「ない」も同然です。

中には、「有料メルマガを消去後とはいえ、1カ月あまりで本にするのはけしからぬ」と言ってきた私と情報の価値観の違う人が1人おりましたが、その人は「船井メールクラブ」の毎週の発信文の価値がわからない人のようです。

いろいろな事情があり、大麻のことを上手に書くのは「難しいな」と思うのですが、どうしても「大麻」について、ここでもう1冊、まとまった客観的な本を出してみたくなったのです。

というより、その必要性を感じています。

とはいえ、調べれば調べるだけ、知れば知るほど大麻取締法は、廃棄したほうがよいし、そこまで行かなくともすぐに上手に運用するべきだと思います。

なお取材に応じていただいた赤星栄志さんや中山康直さんら大麻の専門分野の方々をはじめ、私に代わって取材や資料集めを担当してくれたビジネス社の唐津社長ならびにスタッフの太田さとしさんに心からお礼を申します。本書はこれらのみなさんのおかげでできたのです。

では本書により日本と日本人が元気になり、大麻が本来の能力を発揮して人類に大いにプラスに働いてくれることを心から祈って本書の「まえがき」といたします。

ともかく「大麻取締法」や、大麻を取りまく現実と真実をまず十分にお知りの上、それらへの対処策をお考えください。

2012年（平成24年）6月25日
熱海市西山町の自宅書斎で

船井幸雄

本書は2012年8月17日に小社より刊行した『悪法!!「大麻取締法」の真実』の新版です。一部、新たな情報を注として編集部が加えています。

はじめに 2

序　章　大麻についての大誤解

大麻は麻薬ではない　14
大麻はアルコールやタバコよりも安全　19
「ダメ、ゼッタイ」は本当か　25
大麻取締法が大麻の適切な利用を阻害している　30
規制当局とマスコミによるプロパガンダ　33
日本の伝統文化を破壊し続ける行政の愚　37
日本の精神文化を破壊する大麻取締法という悪法　41

第１章　大麻の有効性を認めないで厳罰に走る日本

大麻の利用促進の潮流に乗らない日本　46
大麻の真実を気づかせたくないらしい行政　49
麻文化研究家の逮捕劇の茶番　52

違法捜査も当たり前？ 57
流れ作業で行われるずさんな捜査 60
裁判でわかった大麻取締法の矛盾 63

第2章 多種多様な良い効果を持つ大麻の可能性

産業用としての大麻＝ヘンプの多様性 72
環境にやさしく石油製品の代替になる 75
ヘンプ紙の活用でバージンパルプの使用量を減らせる 79
建築用木材の代替としても期待 81
ヘンプからプラスチックを作る研究も 86
ガソリンの使用を低減できる 88
世界中で医療に貢献してきた大麻 92
医学博士が見た大麻について 94
医療大麻以外に有効な治療法がない疾患がある 97
放射性物質による汚染を浄化する可能性もある 102

第3章　なぜ大麻は規制されたのか、その真実

国際的な麻薬規制に乗り出したアメリカの思惑　106
捏造されたマリファナの脅威　109
アメリカが大麻規制をする真の理由　113
石油資本のライバルとなるはずだった大麻産業　117
日本における大麻規制の始まり　120
日本を弱体化させる政策の1つだった　122
神道の力を弱めるために麻を奪ったGHQ　126
日本人に大麻草を持たせたくなかったようだ　130
規制するのに有害性の調査すらしていない　134
危険という根拠もない　138

第4章　大麻取締法は国家の陰謀か？

成立過程でポツダム宣言に違反している　142

麻薬を規制する国際条約に違反 144
法の構成要件が欠如している欠陥法 147
行為の違法性に対して過剰な刑罰 150
栽培許可制度の不適切な運用 153
厚生省麻薬課長への証人尋問でわかった矛盾 155
よこしまな立法の経緯が生んだずさんな運用 160
大麻を解禁しても大麻利用は広がらない 162
ゲートウェイ論の嘘 166
大麻取締法があるために薬物が蔓延する 169
大麻取締法は国家による暴力装置 172
法改正は段階的に行うべきだ 175

第5章 大麻取締法の撤廃や上手な運用で日本は豊かになれる

大麻取締法を緩和・廃止することで大きな経済効果が得られると思われる 180
大麻の栽培許可の運用を弾力化するだけでも大きなメリット 183

生産量が適正になれば現在の10倍以上に市場が広がる 186
石油製品の代替として大きな需要 191
木材の代替としてヘンプが活躍 192
栄養価の高い麻の実は自然食品として人気に 194
野生大麻の有効利用で年間1億円の収入 196
医療大麻の売上げ予測はガンだけで78億円 198
嗜好大麻を解禁することで税収増 200
ハームリダクションによる現実的な政策を 203
大麻取締法の廃止による弊害は常識的には何もない 206
大麻取締法による損失年間は計りしれない 209
大麻取締法という支配の道具を国民の手に取り戻そう 211

おわりに 218

解説　佐野浩一 222

参考文献一覧 228

序章

大麻についての大誤解

大麻は麻薬ではない

いまの日本では、大麻取締法の問題点を指摘しようとすると、すぐ「違法薬物を奨励するのか」という反論が上がります。

しかし、この問題はそんな矮小化された次元の話ではありません。

大麻取締法は１９４８年、終戦後、ＧＨＱの占領下で作られたというか、ＧＨＱに押し付けられた法律です。それまで日本では、大麻を問題視する声はありませんでした。普通に農業生産物の１つとして全国で栽培されていたもので、いったいなぜ禁止するのか、当時、多くの日本人には理解不能でした。

日本で栽培されていた品種は、嗜好品には向かないタイプだったこともあり、主に産業用に利用されていました。栽培農家の人は、嗜好品になることを知っていたので、一部ではタバコの代用として使われていました。しかし薬物被害が出たことも、濫用が問題になったこともありません。多くの日本人は、そんな活用法があるとは知らずに、衣服や居住用製品の素材、神社のお札、食品、薬品、軍需品の原料など、産業用として大いに活用していたのです。

それが占領国のアメリカで禁止薬物であるというだけで一方的に禁止され、嗜好品としての流通はもちろん、産業用としての生産や所持についても、許可を受けた農家や研究者を除いて全面的に禁止されたのです。

これには、当時のアメリカのヒステリックなまでの「大麻（マリファナ）アレルギー」があります。

そもそも有史以来、大麻は世界的に広く生産され、アメリカ政府自身も産業用として栽培を奨励していました。それが第2次大戦前になって、アメリカは突然方針を転換。やっきになって大麻の撲滅に乗り出し始めました。

そこには石油資本をバックに、西側世界のリーダーとして台頭し始めていたアメリカの世界戦略が背景にあるとも、主にヒスパニック系人種の文化だったマリファナを毛嫌いしたからとも、あるいは禁酒法の廃止によって職を奪われた大量の捜査官の職を守るためだったなどの説があります。

いずれにしてもアメリカは政治的な理由で大麻撲滅を進めていて、それは自国内にとどまらず、世界的にも麻薬の使用を禁止する国際条約の成立に奔走していたのです。そんな時期に終戦を迎え、事実上、日本を統治していたアメリカは、当然のように日本にも大麻の禁止を強制的に言い渡しました。もちろん日本国内の事情などお構いなしです。

ところがその後、大麻の研究が進み、アメリカが喧伝（けんでん）したような毒性がほとんどないことに世界中が気づいてきて、多くの国で規制緩和が進んできました。

OECD（経済開発協力機構）30カ国の麻

栽培推進国		非栽培国	栽培抑制国
・イギリス	・スロヴァキア	・ベルギー	・日本
・ドイツ	・カナダ	・デンマーク	・アメリカ合衆国
・フランス	・メキシコ	・ギリシャ	
・イタリア	・オーストラリア	・アイルランド	
・オランダ	・ニュージーランド	・ルクセンブルク	
・フィンランド	・スイス		
・スウェーデン	・ノルウェー		
・オーストリア	・韓国		
・スペイン	・トルコ		
・チェコ	・ポルトガル		
・ハンガリー	・アイスランド		
・ポーランド			

Resource：FTHA（2005）FAO stote（2004）
Ivan Be cse,The Itivacion of HFWR（1998）

＊先進国の中でのヘンプ
出典：麻の総合利用研究センターhttp://www.hemp-revo.net/
「EUの麻、それぞれの国の進展状況　～EUでヘンプ産業が進むわけ～」

もうすでに世界中で、大麻を危険な薬物として規制を強化していこうとしているのは日本だけと言っていいくらいなのです。

1993年にイギリスで栽培が解禁されると、オランダ、ドイツ、オーストリア、カナダ、オーストラリア、ニュージーランドが解禁に踏み切りました。また、フランスやロシア、中国などもともと栽培を禁止しなかった国を含め、OECD（経済開発協力機構）30カ国のうち栽培をしていない国は5カ国、許可制などにより栽培を抑制していく方向にあるのは日本とアメリカ（連邦政府）の2カ国だけ、その他は栽培を推進しています。

最近は世界の主要国の中で、大麻ははっきりと規制緩和の方向にあります。

先進国G8の中では日本とアメリカを除く6カ国では罪に問わないとする「非犯罪化」という処置がとられています。アメリカでも州法ではすでに13州で同様の処置がとられています（注・2020年現在、16州）。また、アラスカ州では個人の栽培は自由になり、カリフォルニア州では2012年10月に大麻（マリファナ）の嗜好品としての使用を合法化する住民投票が行われるなど、大きな流れとして規制緩和に向かっています。

アメリカではすでに2010年11月に同様の趣旨で初めての住民投票が行われています。

マリファナ合法化住民投票で判断・財政難のカリフォルニア州
「11月実施　郡・市当局に課税権」

米カリフォルニア州は24日、マリファナ（乾燥大麻）の使用合法化の是非を問う住民投票を11月に実施すると発表した。同州は1996年に医療目的に限ってマリファナ使用を合法化しているが、今回は嗜好品としての合法化を問うもの。

合法化を目指す活動家らが投票に必要な署名を集めた。住民投票にかけられる案は、21歳以上の人にマリファナ1オンス（約28グラム）までの所有を認めるほか一定量の栽培も出来ることとし、郡や市当局には課税権を与える、というもの。

カリフォルニア州は未曾有の財政難に陥っており、昨年は州議会でもマリファナ使用を認める法案が審議された。可決には至らなかったが、マリファナ課税による税収は年間14億ドル（1300億円）に達するとの試算結果まで公表されていた。昨年の世論調査でも、マリファナを合法化した上での課税に賛成する住民が56％に上った。一方、反対派は、合法化が麻薬依存を広げると反発している。

〈読売新聞2010年3月26日付〉

このときの投票ではわずかに反対票が上回り、合法化案は否決されたものの依然として解禁を望む声は強く、わずか2年で再び住民投票が行われることになったのです（注・カリフォルニア州では、2018年1月より、嗜好・娯楽目的の大麻の所持、売買が合法化されました）。大麻の規制を強化する方向にあるのは、世界でももはや日本だけといった状況です（注・カナダで2018年に先進国として初めて嗜好品として大麻の所持、使用が合法化されました）。よく知られているように、オランダでは街の〝コーヒーショップ〟と呼ばれる合法的な許可店で、大麻が非常に簡単に入手できます。個人で使用するだけならまったく問題とはされません。

その他、ＥＵ全体ではすでに非犯罪化が主流となっています。規制している国でも、個人の使用については罰金を科すだけで、牢屋に入れられることもなく前科もつきません。厳密に言えばいまだに規制薬物ですが、もう事実上の容認状態です。海外に行ったことがある人ならご存じのとおり、街中で堂々と大麻をくゆらしている光景が日常です（注・ＥＵでは、欧州委員会が２０１９年大麻由来の医薬品を処方薬として初めて承認しました）。

日本でこれだけ問題視される大麻は、世界的にはもう嗜好品の１つに過ぎなくなっているのが現状なのです。

大麻はアルコールやタバコよりも安全

大麻の毒性はアルコールやタバコに比して低いとよく言われますが、これは本当のことです。そもそも大麻は有史以来、中東やインド、東南アジアなどの広範な地域でアルコールやタバコなどと同じく、大人のたしなみとして嗜好されてきた歴史があります。

もちろん何でも過ぎれば毒ですが、決して麻薬と言えるような強い毒性はなく、依存性も低いものであり、自分の意思で摂取をコントロールすることが可能です。

やめようと思えば、本人の意思で使用の習慣を断つことができます。少なくとも、タバコやアルコールよりもやめるのは簡単なのです。

主な薬物の危険性比較

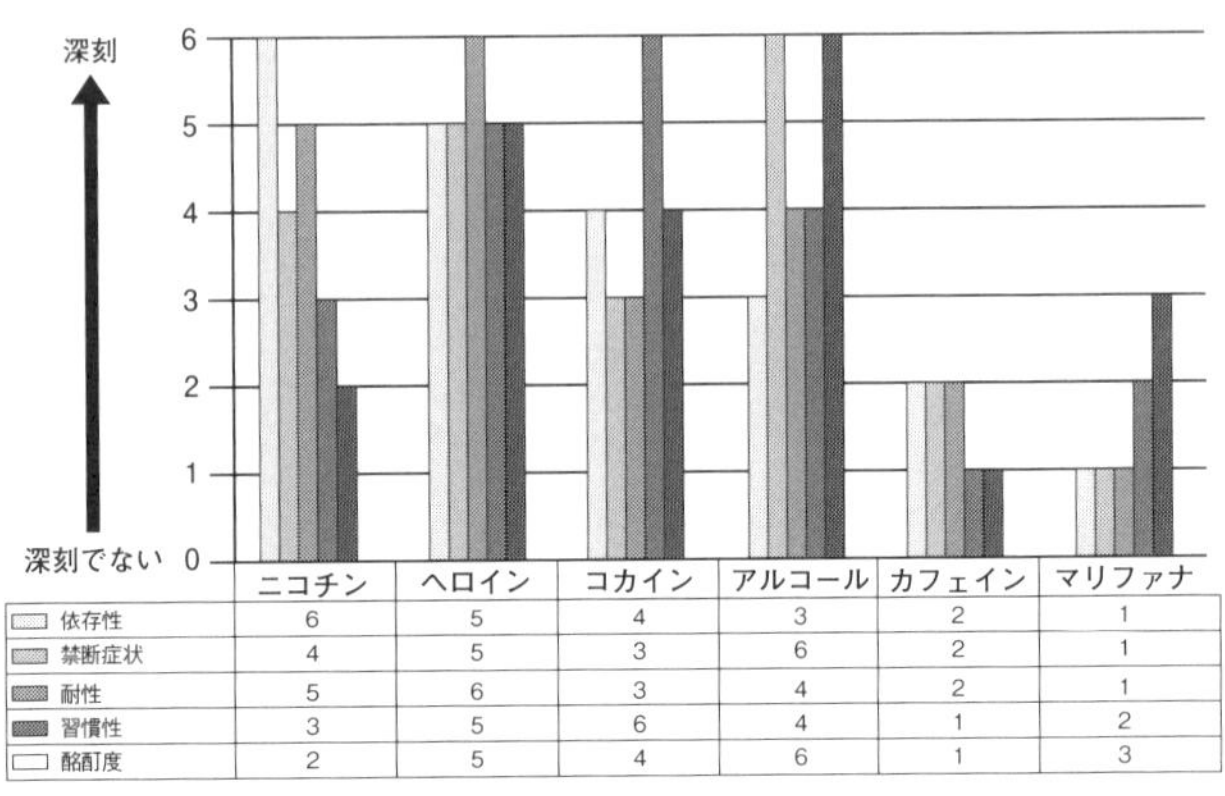

	ニコチン	ヘロイン	コカイン	アルコール	カフェイン	マリファナ
依存性	6	5	4	3	2	1
禁断症状	4	5	3	6	2	1
耐性	5	6	3	4	2	1
習慣性	3	5	6	4	1	2
酩酊度	2	5	4	6	1	3

出典：ニューヨークタイムズ1994年4月2日号

アメリカの国立薬学研究所（NIDA）のジャック・ヘニンフィールド博士とカリフォルニア大学サンフランシスコ校（UCSF）のニール・ベノヴィッツ博士が行った評価によりますと、大麻は禁断症状、習慣性、依存度などすべての項目でもっとも安全な部類に属し、アルコールやタバコに比べても安全という結果になりました。

このように大麻は、麻薬といって規制しなければならないような危険な薬物でもなんでもなく、タバコやコーヒーとなんら変わらない嗜好品に過ぎないことが科学的にはっきりしています。

規制当局はさも大麻をいったん使い始めると手放せなくなり、依存症状のはてに最後は廃人になってしまうなどと脅しています。しかしこれはアメリカが戦前から戦後にかけて、世界に麻薬禁止のロビー活動をしていたころに喧伝されていた、古い情報に基づくものです。もっとはっきり言ってしまえば、でっち上げた作り話です。最近の研究の結果、当初言われていた大麻の毒性についての治験は、たぶんに誇張されたものだったことがわかっています。

もちろん現在においても、大麻はやはり危険な薬物だとする研究報告があるのは確かです。しかし私は、もうこの問題は決着したと言っていいと思っています。というのは、大麻を実際に使用している人たちに、現実問題、重篤な症状が見てとれないからです。

大麻を規制する人たちは大麻の中毒症状として、学習障害、生殖機能の低下、大麻精神病などを挙げています。ではそのような症状の人がどれほどの数にのぼるのかというと、症例として確認されているケースはあっても、統計数値には出てきません。

オランダでは、2005年に若者の脳に大麻草を使用したとき、どのような変化が起きているのかの研究がなされた。40人の若者を被験者に大麻草の使用グループと非使用グループに分けて記憶力、集中力のテストをオランダ・ユトレヒト大学医学センターのジャガー博士がMRIスキャン（核磁気共鳴画像法）を用いて行った実験結果では、両グループとも脳の状態は同じだった。

また、未成年の統合性失調患者が大麻草の使用を行うと、脳の前頭葉前野の繊維束の発達不良を促すと言われ、認知障害を発現すると言われているが、２００６年に別のＭＲＩを用いた研究では、10人の大麻草使用者と非大麻草使用者10人ずつのＭＲＩを比較したところ、大麻草の吸引を繰り返しているグループの脳は、「常習的な大麻草使用者でも、通常は、若者の正常な脳発達の神経毒にはならないと結論できる」また、「大麻草使用が単独で脳へダメージを与え、統合性失調症のような神経障害を引き起こすという仮説は誤りであること（を）示唆している」との研究結果が紹介されている。

２００７年5月にイギリスのロンドンで開催された【第二回インド大麻草と精神学会】の会議では大麻草を常習していない健康な男性15人を対象に、大麻草の成分である、ＴＨＣ、ＣＢＤ、偽薬を経口投与して1時間後のＭＲＩ画像を比較し、「大麻草を使用した時の様々な症状、認知変化はＴＨＣ、ＣＢＤが脳の特定部位に影響することで起こっている、その部位についても予想の範囲に収まっている」とその結果の報告が為され、大麻草使用者の脳に特別な悪影響は無いと語られた。

その他、大麻草に含まれるカナビノイドは人体の恒常性（外部環境、体内環境に合わせ人体の生理機能を一定範囲の状態に保つ事）を保つ機能が研究の成果で解明されている。病気になると恒常性が崩れ、体温上昇、痛みが現れるがカナビノイドはそれを正常に戻す働きがあり、大麻草の使用はそれを助ける作用が顕著であることが研究結果で分かっている。オハイオ州立大学のゲーリー・ウエンク博士は嗜好品として大麻草を使用している人は「実際のところ、1960年代や70年代に大麻草を常用していた人達の間では、アルツハイマー病になった人は稀であると示されている」と自身の研究結果を述べている。〈『大麻草の検証と新たな取り組みとしての産業・租税構築への提案』大麻草検証委員会論文より〉

世界的に言えば、大麻を愛用している人は非常に多いのです。

国連の統計では大麻を日常的に使用している人は、世界で2億人に達しています。先進国でさえ、ドイツ、イギリス、フランスでは成人の30%に大麻の使用経験があり、連邦法で大麻の所持や使用を禁止しているアメリカでさえ、2008年の調査で成人の41%が大麻の使用経験があると答えています。

アメリカの成人人口は2億3000万人ですから、41%ということは約1億人に使用経験があることになります。常用者も5%ほどに上るということなので、1000万人が常用していることになります。すると、大麻精神病に陥っている人がアメリカ中にあふれかえっていそうですが、実際には統計数値にさえ出てきません。治験の中でわずかな症例として確認されてい

主要な国の薬物別生涯経験率

国別	調査年	対象年齢	生涯経験率（%）				
			大麻	覚せい剤※	MDMA	コカイン	ヘロイン
ドイツ	2006	18～64歳	23.0	2.5	2.0	2.5	—
フランス	2005	15～64歳	30.6	1.4	2.0	2.6	—
イタリア	2008	15～64歳	32.0	3.2	3.0	7.0	—
イギリス	2006	16～59歳	30.2	11.9	7.5	7.7	—
アメリカ	2008	12歳以上	41.0	5.0	5.2	14.7	—
日本	2009	15～64歳	1.4	0.3	0.2	0（誤差内）	0（誤差内）

※アメリカ、日本はメタンフェタミン、その他の国はアンフェタミンの生涯経験率
出典：日本以外の各国の数値は、EMCDDA（欧州薬物・薬物依存監視センター）資料、HHS（米国保健社会福祉省）資料をもとに作成
日本の数値は、平成21年度厚生労働科学研究「薬物使用に関する全国住民調査（2009）」より

るのみなのです。

大麻の影響で中毒症状に陥っているのかどうかさえ疑わしい限りで、仮に大麻にそうした中毒症状があったとしても、他の嗜好品に比べてあきらかにリスクは低いと言えるでしょう。


（米）国立アルコール乱用・依存症研究所によれば、毎年3万5000人以上のアメリカ人が、飲酒が直接の原因で亡くなっているのである。それに比べ、今日まで、マリファナの長期的な使用と死亡率の上昇を関連付けた研究は一つもない。

（中略）

暴力をともなうすべての犯罪のう

ち25～30％はアルコールが一因となっている、と政府は推定している。
〈『マリファナはなぜ非合法なのか？』築地書館刊〉

私は大麻にまったくリスクがないと言っているのではありません。大麻にも毒性があるのは確かです。しかし、ハンバーガーだってコーラだって毎日大量に摂取していたら命の危険があるわけで、そうしたある種のリスクと同じレベルと言っていいでしょう。無茶なことをしない限り、大麻にはさしたる危険性はなく、個人の自覚によるコントロールによって安全に楽しむことができる嗜好品と言えるでしょう。

少なくともアルコールやタバコが禁止ではないなら、大麻を禁止する根拠はありません。

「ダメ、ゼッタイ」は本当か

厚労省の外郭団体である財団法人薬物乱用防止センター（現・公益財団法人麻薬・覚せい剤乱用防止センター）では、大麻の症状として次のようにホームページに記載していました。

■常用者の特徴

1・忍耐力に乏しく欲求不満に陥りやすい

2・感情の起伏が激しく、喜怒哀楽の振幅が非常に大きい
3・頭は常に朦朧（もうろう）状態……例えば、昨日何をしたのかも思い出せない状態
4・鬱状態、自己陶酔、まやかしの行動、病的虚言
5・学業・就業成績の低劣化、体育活動その他本来求められているもろもろの活動への不参加
6・交通違反、破壊行為、万引きなどさまざまな違法行為

■大麻の身体的影響

A・大麻の急性効果
・心拍数の増加、結膜の充血、食欲の亢進（こうしん）、平均感覚の障害、口渇、頻尿、悪心（おしん）、嘔吐

B・大麻の慢性効果
・喉頭炎（こうとうえん）、慢性気管支炎
・男性ではテストステロンの分泌低下、精子数の減少
・女性ではプロラクチンの分泌低下、月経異常
・狭心症
・白血球減少、免疫力の低下

■大麻精神病

1・精神活動の抑制が引き起こす症状……無動機症候群、知的水準の低下
2・精神運動興奮
3・気分、情動、衝動の異常
4・幻覚妄想
5・意識の変容
6・観念の抽出、思考の錯乱

このうちで、規制当局側がよく引き合いに出すのが、「学習機能の低下」、「生殖器への影響」、「大麻精神病」です。

大麻を使用することで学習障害を起こすとする説は現在では否定されています。生殖器への影響も同様に、否定されています。大麻精神病について症例としては確認されているものの、大麻使用との因果関係ははっきりしていません（注・現在では、現法人の「薬物乱用防止「ダメ。ゼッタイ。」のHP上で「大麻を知ろう」として「短期的・長期的にも脳に影響を及ぼす」という叙述に改められています）。

そもそもこのホームページ記述は、アメリカの薬物標本の説明書「DRUG EDUCATION MANUAL」を翻訳し、一般的情報を追加した「薬物乱用防止教育指導者読本」（平成

麻薬中毒者及び措置入院者年次別状況

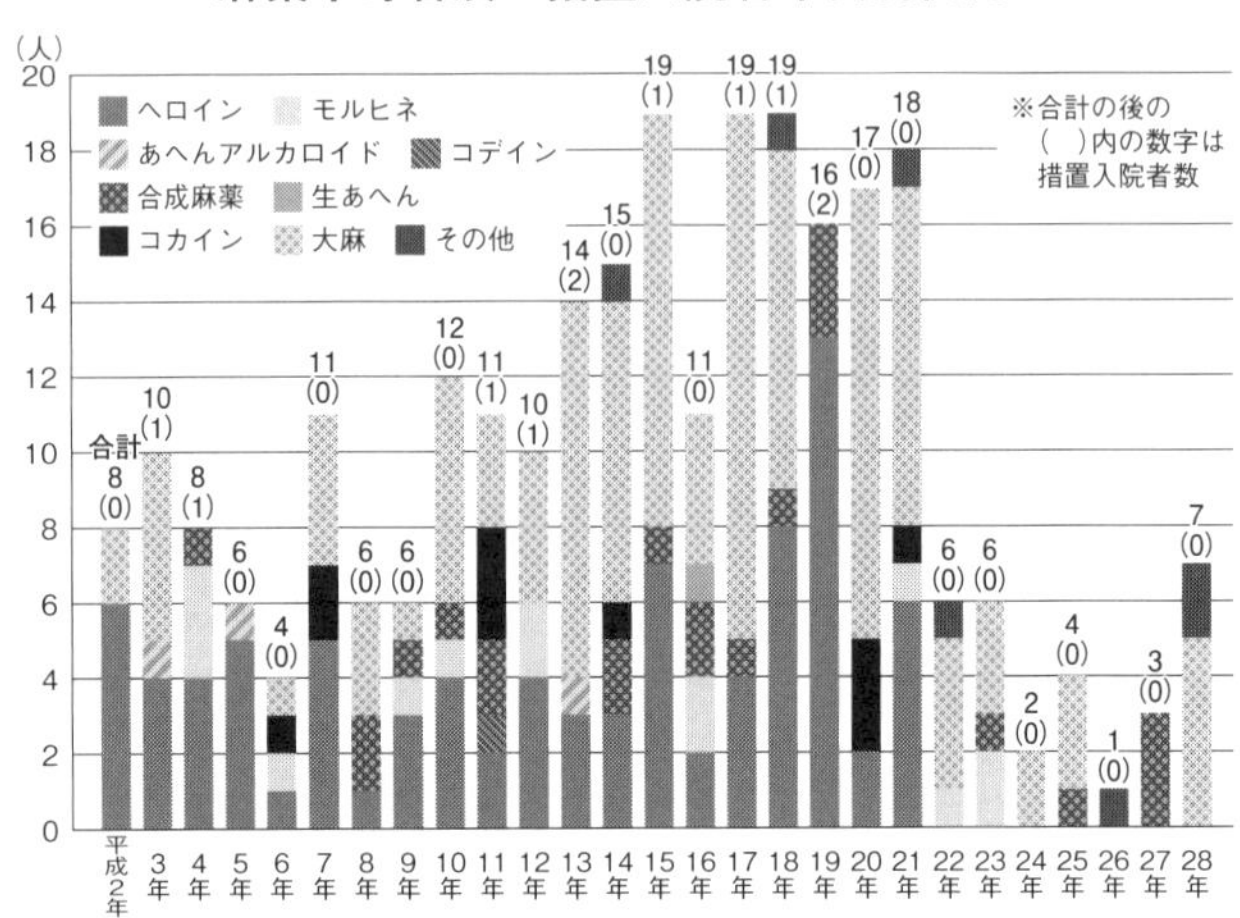

出典：厚生労働省麻薬中毒者及び措置入院者年次別状況

9年3月発行）がベースになっていることが市民団体の大麻報道センターの調査によって明らかにされました。情報公開法によって、行政文書の原文が存在することがわかっています。

本書を書くに当たって、大麻の摂取によって身体や精神を害して、闘病生活を送っている人や亡くなっている人がどれぐらいいるか調べようとしました。しかし厚生労働省も警察も、国の外郭団体で薬物乱用・依存に関する研究・研修・社会的活動を行う国立精神神経医療研究センターなどにも、ほとんどデータはありませんでした。

わずかにあったのは、厚生労働省の「麻薬中毒者及び措置入院者年次別状況」です。

これは各警察や全国の麻薬取締局から報告

として麻薬対策課に送られてくる資料のようで、いわゆる「大麻中毒」にある状態の者は多いときで年間10人以上にも上るものの、「中毒」がどういう状態か、判然しません。少なくとも他の薬物による中毒者と合わせても、措置入院の必要がある状態の人はほとんどいないことがなんとなくわかりますので、中毒といってもそれほど深刻な状態でないことが推定されます。

仮に大麻になんらかの中毒症状が認められたとしても、年間1000から2000人ほどの人が大麻取締法違反で逮捕されている状況の中で、せいぜい10人程度に過ぎないのです。

実際に諸外国の調査・研究によれば、大麻には軽い精神依存はあります。しかし身体的な依存症状はなく、また長期使用による健康被害もほとんど存在しません（注・それは直近の「大麻の薬物の影響について」では、「脳に影響を及ぼす」という叙述に変更され、身体的影響が削除されていることからも明らかです）。

米麻薬取締局の行政判事でさえ、大麻は「人間の知る治療効果のある物質の中で、もっとも安全なものの1つ」と呼んでいます。

（旧）薬物乱用防止センターでは、さも大麻をいったん使用すると、精神や人体に著しい悪影響を及ぼし、人生を棒に振ってしまうというイメージを植え付けていますす。しかし、これはあきらかに誤りです。

たとえばアメリカでは前オバマ大統領、前々大統領のブッシュ氏、さらにその前のクリントン氏まで、少なくとも過去3代の歴代大統領は、若いころに大麻を使用した経験があることを認めています。

勉強ができなくなって落ちこぼれ、人生を棒に振ってしまうどころか、大統領にまで上りつめているのです。

日本でも、芸能人やスポーツ選手がよく大麻取締法違反で逮捕されます。その人たちがその後どうなったかというと、しばらくすると復帰して、もとどおりの活動を再開しています。

覚せい剤取締法違反で逮捕された人がその後、芸能界に復帰することができずに身を持ち崩していったのに対し、井上陽水さん、研ナオコさん、長渕剛さん、美川憲一さん、萩原健一さん、錦野旦さんなど、大麻取締法違反で逮捕された人は、精神にも身体にも何も影響はないので、活動に支障はありません。まがりなりにも法律を犯してしまったために、芸能活動を自粛したというだけで、健康にも精神にも才能にもなんら影響していないと言えるのです。

大麻取締法が大麻の適切な利用を阻害している

大麻には、人を破滅させるほどの危険な毒性がないことはもはや明確です。それでも、嗜好品としての大麻を認めるかどうか、という議論は後回しでいいと私は思っています。

実は嗜好品としての大麻は、この植物の持つ多様性の1つの側面に過ぎません。むしろ重要なのは産業用途です。

植物としての大麻の利用法でもっとも一般的なのは衣料品であり、そのほか建築材料やエネルギー、食品、医薬品などとして古くから日常生活の中で活用されてきました。

最近では環境問題に対する大麻の有用性がわかってきて、各国でこぞって栽培を奨励し、研究開発が急ピッチで進んでいる状況です。

大麻の産業利用としての有用性が期待される一方で、当初は嗜好品としてのマリファナやハシシュの蔓延(まんえん)を危惧(きぐ)する声もありました。実はことさら気にするほどの害がないとわかって、目くじらをたてて禁止しなくてもいいだろうという流れになってきているわけです。

この流れに、ただ1国だけ背を向けているのが日本です。

大麻取締法違反で逮捕されれば、初犯でも懲役1年、執行猶予3年が相場で、2回目以降は実刑を科されるのが普通です。社会人であれば、会社から解雇されるなど社会的制裁を受け、前科もつきますので再就職も難しくなります。学生であれば除籍処分となり、未来は閉ざされてしまうのです。

さらに問題なのは、日本では医療用の利用さえも禁止となっていることです。嗜好品としての大麻はなくてもすぐ困ることはありません。しかし医療分野においては、ガン患者やエイズ患者の回復治療、緑内障による眼圧低下の予防薬、難病である多発性硬化症の治療などにとってなくてはならない薬として大麻はすでに使われています。

医療機関の管理のもとで医師の指導によって処方されるなら、濫用の問題は避けられるはずなのに、厚労省は解禁するつもりはないどころか、議論さえしません。

もちろん世界的には医療分野における大麻の利用はとっくに解禁されています。国内では、治療を受けたくても受けられない患者が医療大麻の処方を受けるために、高額な料金を払ってメディカルツーリングに参加しているのが現状です（注・2019年、アメリカで大麻由来てんかん治療薬が承認されたことをうけ、厚労省は「大麻研究者である医師の管理の下、治験対象薬物として国内患者に用いること」を許容した。さらに厚労大臣が国会答弁で「安全が確認できれば承認以前の薬でも医療機関が治験で使うことを認める」と表明。これをきっかけに、日本での医療大麻の使用が、全面的に認められることを期待したいと思います）。

いろいろ調べてみた中で、大麻を使用することは害になるどころか、人や社会をとても健康にし、化石燃料と原子力で汚染された世の中を救うかもしれないと思われるのです。

悪いのは大麻ではありません。大麻取締法という法律そのものです。この法律があるために、大麻を適正に利用することができなくなっているのです。

規制当局とマスコミによるプロパガンダ

多くの人は、大麻の真実を知りません。政府や行政、マスコミや産業界も加担して、事実を隠してきたからです。これが現実です。

この人たちは大麻のことを「危険な薬物」だと国民に思わせたいようです。

本を書くためにいろいろ調べていたさなかの5月中旬のこと、「週刊文春」の2012年5月31日号（発行は5月24日）に、次のような記事が載りました。

これが突然休養の真相だ！
沢尻エリカは大麻中毒　決定的証拠公開

約5年ぶりの映画主演復帰作「ヘルタースケルター」のPR活動をドタキャンし、「体調不良」を理由に突如、休業状態に入った沢尻エリカ。

だが、その〝体調〟は予想以上に深刻なのだ。「週刊文春」ではその真相を摑んだ。

小誌が入手したのは1枚の「通知書」。書面に記された宛先「高城エリカ」の名は、現在も高城剛氏と婚姻関係にある沢尻の本名だ。

送り主は、沢尻の前所属事務所スターダストプロモーションの代理人A弁護士。2009年9月29日付で、沢尻に「契約解除」を通知したペーパーである。

この書面には、これまで芸能界の〝闇〟に葬られてきた衝撃的な事実が綴られていた。

〈本解除は、平成21年9月10日に本人同意のもと薬物検査を実施したところ大麻について陽性反応が示され、本人は大麻使用の事実を認めた上で、今後大麻の使用を止めることはできない旨を表明したことなどが、専属契約の第9条（1）に該当することによるものです〉

これは沢尻の〝大麻中毒〟を裏付ける決定的文書なのだ。小誌では、書面に押されたA弁護士の職印の真贋を過去の裁判記録と照合するなど、様々な角度からペーパーを検証し、これが紛れもなく本物であることを確認した。

押尾学、酒井法子と芸能界の薬物事犯が続いていた当時、沢尻は薬物検査で〝陽性反応〟が出たにも拘わらず、本人は止める気がないと開き直ったのである。

芸能人を狙い撃ちにして逮捕し、マスコミで派手に報道させることで大麻に対する世間の関心を喚起する手法は規制当局の常套手段です。

過去にはこの方法でミュージシャンや俳優、タレントが逮捕されています。その人たちに共通するのは、権威に対して反抗的で、エキセントリックな生き方や言動を持ち味としていることです。

普段から、周囲を困惑させる突飛な言動や行動をする芸能人が逮捕されれば、世間は〝ああ、やっぱり〟と思うでしょう。

本来、大麻の使用は人格に影響するわけではなく、精神的にもなんら影響を与えません。使用しているときにはいわゆるハイな気分になりますが、覚めればもとの人格に戻ります。沢尻さんのキャラクターは、芸能活動を続けて行く上で築きあげたものに過ぎず、少なくとも大麻の影響ではありえないと思えるのです。ところが規制当局やマスコミは、〝大麻のせいで言動や行動がおかしくなった〟と思わせたいようにもとれます。

もう1つ、こちらは毎日新聞に掲載された記事です。

大阪市福島区で6日、レンタカーが商店街を暴走して2人が重軽傷を負った事件で、自動車運転過失傷害の疑いで逮捕された塗装工、小泉武容疑者（22）の尿から大麻の成分が検出されていたことが、捜査関係者への取材で分かった。大阪府警は大麻吸引の影響で暴走したとみており、より罰則が重い危険運転致傷容疑に切り替えて25日にも送検する方針。

捜査関係者によると、小泉容疑者宅から脱法ハーブや吸引用のパイプ、大麻などが押収された。小泉容疑者は「ハーブを吸って普通の精神状態ではなかった。誰かに追われているような気持ちになった」と供述している。しかし、尿から大麻成分が検出されたため、府警は大麻吸引の影響で正常な運転が困難な状態に陥ったと判断した。勾留期限の27日にも、大麻取締法違反（所持）容疑で再逮捕する方針。

〈2012年5月25日付〉

これでは危険な薬物汚染が広がっているような印象を受けてしまいます。

これはある意図を持ってリークされた情報であり、読者をミスリードするように巧妙に論点をすり替えているようにも思います。

この自動車事故を起こしたケースでは、容疑者本人も「ハーブを吸って普通の精神状態ではなかった」と言っているように、精神的な異常をきたしたのはいわゆる脱法ハーブが原因なのに、警察は「大麻が原因」としています。

確かに大麻を吸うと精神が高揚し、ちょうどお酒に酔ったような状態になるため、自動車の運転は大変に危険なようです。しかし、「誰かに追われているような気持ち」にはならないようです。

日本の伝統文化を破壊し続ける行政の愚

たいした毒性もなく、嗜好品に過ぎない大麻をなぜそれほどやっきになって取り締まるのでしょう。まして栽培にも制限をかけ、産業利用の道を狭めているのはなぜでしょう。

仮に嗜好品としての大麻の規制を続けるとしても、茎や種子など嗜好品に使えない部分を収穫し、規制部位だけをよりわけて捨ててしまうようにすれば、何の問題もないはずです。

どうしてそこまで真実を隠し通し、大麻を国民から遠ざけたいのか。最初、何か大きな陰謀でもあるのかと思っていましたが、取材を進めていく中で、ひょっとしたら問題は単純かもしれないと考えるようになってきました。

それは、官僚における国家の大業を担う意識と責任感の欠落です。

外務官僚として活躍した東郷和彦氏が退官してから著した『戦後日本が失ったもの』（角川oneテーマ21）の中で、このことを語っています。東郷氏はヨーロッパでは自国の美しい自然の景観と、それにマッチした古い街並みが大切に残されているのに対し、日本では景観がどんどん破壊され、味気ない鉄とコンクリートの建造物に取って代わっている実態をつくづく嘆いていました。ところがその原因が、自らも禄を食んできた官僚機構にあったことをアレックス・カー氏の著書『犬と鬼――知られざる日本の肖像』（講談社）はズバリ指摘していたのです。その本に出会ったときの衝撃をこう伝えています。

いったん読み始めると手放せずに、ほとんど、一晩で読んでしまった。衝撃的だった。なにか、永年自分の頭のなかで、もやもやと考えていたことを、青天白日、一挙に世界の前に明らかにされたようだった。

今再び、ポストイットが折り込まれ、無数の傍線の引かれたこの本を手元におき、そのエッセンスを要約しようとすると、最初に受けた衝撃の一つ一つが蘇ってくる。引用をしようとすると、引用したい場所が多すぎて、どう作業を進めてよいかわからない。ともあれ、第一章「国土―土建国家」の第一ページ、この本は、僕が一番恐れていること、一番言わねばならないと感じていることから、始まっていた。

東郷氏が恐れたのは、戦後日本で官僚機構に籍を置いた自身を含めて、日本のためによかれと思って推し進めてきた政策の数々が実はこの国が育んできた美しい文化や自然環境を破壊し、醜悪なものに変貌（へんぼう）させてしまったのではないかという危惧をずばり言い当てられたことでした。

そしてオランダ生まれで日本に数十年居住し、ビジネスマンの傍ら、ジャーナリストとして日本研究を続けたカー氏はまさにこの点を指摘したのです。

日本の器用に組み立てられた「行政」という名の機械は、致命的に重要な部品が一つかけている。それはブレーキだ。いったん進路をとり始めると、他の国々では考えられないほどの過剰次元に行きつくまで、継続する傾向にある。

（中略）

どの国でも官僚は本質的に慣性で動く。放っておけば、十年一日同じことをくりかえそうとする。日本では、行政はほとんど国民の監視を受けず、これでは官僚の慣性を止める力はない。行政の世界は、だれも止めかたを知らない恐ろしい機械のように動き続ける。「オン」のボタンはあっても「オフ」はない。

カー氏の指摘を要約すると次のようになります。

戦後日本は、敗戦によってそれまでの価値観が否定され、アイデンティティ（自己同一性）を失った結果、日本の古い伝統的なものを「きたないもの」と規定し、徹底的に新しく作り変えることのみを存在意義としてまい進し、それはいまも続いている。国内河川2300の支流はことごとくダムでせきとめられ、海岸線の55％は護岸工事がほどこされ、山林は伐採されて檜（ひのき）や杉に植え替えられている。それが国民の幸せにつながるのかという本質的な議論もないまま、ただモニュメントを作ることのみを目的とし、疑問の声は徹底的に無視していつまでも走り続け、日本の持っているものすべてを破壊し尽くすまでそれは止まることがない、と。

ちなみに「犬と鬼」とは、中国の古典『韓非子(かんぴし)』に登場する逸話で、皇帝の問いに絵師が答えて「犬や馬を描くのは難しいが、鬼は簡単だ」と答えたことに由来します。

犬や馬というのは、どこにでもあるありふれたものだけど、ちゃんと実在しているものです。これに対して鬼とは、派手でインパクトがありますが、実在しない創造物です。

これをしてカー氏は、目に見えにくい現実の社会的課題「犬」の解決という本来のテーマには見て見ぬふりをし、派手でインパクトはあるが、非現実的なモニュメント「鬼」ばかり作りだすという日本の官僚機構の特異性を評したのです。

カー氏が指摘したように、そして官僚のトップ層だった東郷氏が自身でも薄々感じていたように、現在の官僚機構はその事業が本当に国民生活の幸せにつながるのか、将来の日本にとってどういう結果をもたらすのか、という本質的な議論を遠ざけています。ただ決まった政策を維持継続することだけに膨大なエネルギーを注ぎこむという、まさに思考停止状態で暴走する機関車のようなものであると言えます。

原子力問題も教育問題も、社会保障問題も根は同じです。原子力をエネルギーの柱とする方針をいったん策定して走り始めると、何があっても止まらない。世界が脱原子力に向けた議論を始めても、東日本大震災による被災で深刻な事故を起こしても、行政や国の中では「原子力政策を見直してはどうか」という議論すら生まれません。

いったいなぜこのようになってしまったのか。東郷氏もカー氏もその点は言及を避けているようですが、すべてはＧＨＱの戦後政策に始まったと私は思っています。

ＧＨＱの大きな役割は、日本が再び軍事国家として台頭しないよう、その牙を徹底的に削ぐことでした。あらゆる日本の伝統文化や思想がやり玉に挙げられていき、思想家の弾圧、焚書、歴史の改竄、新聞や書籍の検閲などが行われました。

この結果、彼らが意図していたかどうかは別として、自らのアイデンティティを破壊されてよるべき国家観を失ったがゆえに、この国のシステムは伝統的な文化や遺産を破壊し尽くすまで走り続けるように、オートドライブ装置がセットされたようです。

日本の精神文化を破壊する大麻取締法という悪法

私が本書で指摘しようとしている問題の原因も、まさにこの点です。

カー氏が指摘したように、日本の官僚機構は、河川や森林、海岸など日本の景観を物理的に破壊しています。ＧＨＱが日本の官僚機構にしかけたオートドライブ装置は、アメリカが去った後も黙々と働き続けました。

これが日本の郷土の面影を消し去り、愛国心や郷土愛を物理的に奪い去ることにつながったのだとしたら、精神的に日本の文化や歴史を葬り去ろうとしたのが大麻取締法の制定と言えます。麻は古来より日本文化と深いかかわりがあり、とりわけ皇室や神社とは切っても切れない関係があります。

天皇陛下が毎年の新穀の収穫を祝い、翌年の農穣を祈願する行事として行う新嘗祭には、アラタエという麻でできた衣裳を身にまといます。また、伊勢神宮で使われるお札「御幣」は、麻を漉いた紙で作られており、その昔は麻の葉がそのまま使われていたそうです。

麻は非常に強い植物で、生育も早く、天に向かってまっすぐ伸びて行くことから、太陽の化身である天照大神を象徴するものであり、穢れを祓う神聖な植物とされていました。

大東亜戦争が天皇の名のもとに行われ、神道と軍国化が結びついていると考えていたＧＨＱは、国家神道の破壊を画策しました。その一環が、神道にとってなくてはならない大麻を使わせないことだったとも考えられます。

結果的に、大麻取締法の制定当時、政治家や行政官の中にもまだ良識のある人が残っていたようです。農家の生計を支えていた重要な麻産業を残すために、なんとか許可制を取り付け、従来どおり麻栽培を続けていけるよう取り計らい、根絶だけは免れました。

しかしいま、日本における麻産業は危機にひんしています。大麻の栽培は、地方自治体による許認可制になっています。一定の要件を満たしていれば認可が下りるはずなのに、新規の申請を認めない厚労省の方針によって、事実上の禁止に追い込まれている状況です。

GHQの画策によって、日本文化を破壊するため（？）にしかけられた「大麻取締法」という罠が、アメリカが去ったあとも、思考停止に陥った人々によって盲目的に推進されていきました。現在になり、石油時代の終焉が迫り、それに代わる新たな基盤として麻産業に注目が集まっています。こうした動きの中で、日本だけが戦後の遺物を抱えたまま自縄自縛の状態に陥っているのです。

大麻取締法が当時のアメリカの都合によって押し付けられた法律であり、世界はもうすでに規制緩和・産業利用促進に向かっていることを行政機関が知らないはずはありません。それでも現状を維持し、法改正の是非について議論すらしようとしないのが厚生労働省の基本的な態度です。一度走り始めたら、破壊しつくすまで止まらない暴走機関車のような日本の行政機構の現状。しかしそれは、日本の行政機構だけの問題ではありません。どこの国の行政機関も基本的には変わりたがらない性格を持っています。役人は、変化に激しく抵抗するものです。

それに対して、時代に合わせた変化を促していくのは大衆の役割です。行政や国の行いを監視し、誤った方向へ進んでいれば、道をただし、変化を求める国民の声に押されて、国や行政は初めて動くのです。

問題はここです。正義を求める声はなかなか大きなうねりにならず、正しい志を持って活動する人は孤独な戦いを強いられ、やがて尾羽打ち枯らしていくのが現状です。カー氏が指摘したように、この国のシステムには「オン」はあっても「オフ」はないのでしょうか。誰も止め方を知らないし、止める仕組みがないのでしょうか。

原発の問題も、教育も社会保障も、公共工事も、医療問題も、すべて根は同じです。私たちは間違った方向に進んでいる行政や国を止め、あるべき正しい方向に導く方法を知らねばなりません。その仕組みを作らなければなりません。

その1つの象徴的な舞台として大麻取締法が位置付けられると思えるのです。したがってこの問題は大麻という嗜好品を解禁するか否か、といった瑣末な話ではありません。

日本が戦後、方向性を誤ったとしたら、自らの立ってよるべき国家観を失ったからでしょう。日本はどういう国で、何を目指して、どのように国づくりをしていけばいいのかという本質的な議論を遠ざけ、決まった政策を推し進めようとする官僚機構をはじめとする体制維持を願う人々を思考停止状態から覚醒させなければいけません。そして日本を真の意味で戦後の占領状態から解き放って独立を獲ち取り、本来の国づくりに進んでいける端緒になるのではと私は考えています。

第1章

大麻の有効性を認めないで厳罰に走る日本

大麻の利用促進の潮流に乗らない日本

大麻の問題を語るときに、より重要なのは、大麻の産業用としての側面です。

もともと日本では、大麻と言えばすなわち産業用の原料のことでした。茎の表層部は、畳表や下駄の鼻緒、ロープの原料になり、繊維質を取り出して衣料や紙の原料として使われました。茎の芯の木質部は建築材料として、種子はそのまま食糧になり、油を取り出せば調味料や燃料として重宝し、葉や花穂、根から抽出される成分は喘息(ぜんそく)の特効薬などとして使われました。

私たちの生活になじみ深い麻の衣服も、大麻から作られたものです。余談ですが、最近、麻の開襟シャツを見かけなくなりました。温帯湿潤気候に属する日本の夏は、本来、通気性の良い麻製の衣料が向いています。それがいつの間にか、マナーの教科書では、男性は夏の暑い日でも、通気性の悪い綿や化繊のシャツを着ることが普通の状態になりました。これも、日本に大麻を根付かせたくない人たちの思惑がからんでいるように思えてしまいます。

ともあれ、大麻は日本において、利用価値の高い農産物として広く栽培されていました。江戸時代には、生活に欠かせない有用な植物として、藍(あい)・紅花(べにばな)と並ぶ「三草」の1つに数えられていたほどです(麻・藍・木棉を三草と呼ぶ場合がある)。

江戸時代末期から明治にかけて、次第に綿製品などに押されていきました。それでもロープや帆布の材料として軍需用に重用されたことから、第1次世界大戦から第2次世界大戦にかけて国によって栽培が奨励されました。日本では最盛期の1950年には大麻栽培者が2万5000人を超え、栽培面積は4000ヘクタール以上存在していましたが、2005年では栽培者68人、作付け面積は9ヘクタールと激減しています（注・2016年現在、8・2ヘクタール）。

世界的にも、麻産業は大きな産業でした。第1次大戦から第2次大戦前にかけて、アメリカを中心に麻薬規制を国際的に強化していく動きが活発になり、このとき、大麻も禁止薬物として規制対象に加わっていったことから生産は急速に減退。日本でも戦後、大麻取締法制定とともに生産が急激に減退しています。

それが1990年代以降、状況が大きく変わってきました。

きっかけは、世界的に環境問題が深刻になってきたことです。地球温暖化（気候変動）、資源の枯渇、環境汚染などの問題に対して、大麻が非常に有効だと考えられるようになってきたことから、大きな注目が集まってきました。

詳しくは後で述べますが、エネルギー問題1つとっても、大麻の種子から採取されるヘンプオイルや、大麻を発酵させたバイオエタノールが大きく寄与できる可能性があります。アメリカ全土の6％で大麻を栽培すれば、大麻から作り出す燃料によって、アメリカ国内のエネルギー需要をすべてまかなうことができ、石油依存から脱却できるという試算もあります。

こうして、世界では一転、大麻の栽培が推進されるようになり、医療や応用製品分野での国際特許の取得を急ピッチで進めています。


中華人民共和国では著しい経済発展を遂げており、我が国を含めた先進国と同様に紙製品の使用が増大することを見据えて、成木になるまで50~60年かかる樹木のパルプではなく、6カ月ほどで採取できる大麻草を原材料に使う製紙用パルプ生産、汎用製品の開発を行う方向で、2020年までに国内の大麻草の作付け栽培地面積を、20億坪まで拡大し、邦貨で資本金2500億円、総収入2700億円、純利益270億円、従事者6万人にものぼる、新たな産業を興す計画を中国の指導者は策定している。

中華人民共和国の一般労働者の平均年収を30万円としたら、2500億円の資本金は約83万3千3百人分の年収と同じである、本邦の労働者の年収を平均300万円としたら資本金は約2兆4千9百億円に換算でき、初期投資金額は莫大な金額と言える。

〈『大麻草の検証と新たな取り組みとしての産業・租税構築への提案』大麻草検証委員会論文より〉

ところが、日本ではこうした世界の動きに乗ることがありません。大麻取締法があるからといえそうです。大麻取締法では、大麻およびその関連製品の所持、栽培を厳しく禁じています。一部、農業生産者と研究者には免許制によって栽培・研究許可を与えています。ところが事実上、新規の許可を認めない方針のため、徐々に栽培者が減少しているのが実態で、もう国内で栽培している人はわずか50人ほどになっています。

大麻が従来のパルプや石油化学製品に取って代わる重要な産品として需要が急増しているのに、日本では栽培できなくなっていく方向へと進んでいます。このままの状態が続けば、石油に代わるかもしれない貴重な原料である大麻を、国内で調達することができず、すべて外国から輸入するしかなくなります。

どうも、日本人に大麻を作らせたくない人たちがいるようです。

大麻の真実を気づかせたくないらしい行政

大麻取締法は、危険な薬物の蔓延から国民を守る法律だと思ったら大間違いです。そもそもこの法律は、所持、栽培、輸出・輸入、譲渡・受取を禁止しているのみで、使用は禁止していません。たとえば、大麻を合法化している国の大使館で、その国の人が門の脇あたりでマリファナを吸っていたとします。そこに通りかかった日本人を呼びとめ、吸っていたマリファナを差し出し、「どうぞ吸ってください」と言った場合、もしその日本人がマリファナに触れることなく、煙を口に含んだだけなら、罪に問われない可能性があります。

極論かもしれませんが、使用を禁止していない以上、その可能性は十分あります。

その逆に、精神変容成分を含まなかったとしても、大麻を持っているだけで罰せられます。

これには説明が必要でしょう。大麻の中に含まれる精神変容成分であるテトラヒドロカンナビノール（ＴＨＣ）を含まないＣＢＤＡ株、通称「無毒大麻」と呼ばれる品種が開発されています。この品種からは嗜好品を生成することができませんので、栽培を解禁してもいいのではないかと思うのですが、それでも日本ではだめなのです。

大麻以外の禁止植物で、アヘンやコカインなどの原料となるケシ、コカについては、当然、栽培や所持を禁止しているのに加えて、使用も禁止しています。なぜ大麻だけ、栽培や所持だけ禁止で、法律では使用を禁止しないのでしょうか。

また、一部の清涼飲料水にコカの葉の抽出物が含まれていて、これは脱コカイン処理をされ、毒性が抜かれたものを使用しているので合法です。それなら、ＴＨＣ成分を含まない大麻の所持や加工も合法化されてよさそうですが、そうはならないのです。

さらにアヘンを精製することで生産されるモルヒネは、大麻とは比べものにならない毒性を持った麻薬の一種で、同時に、疼痛（とうつう）治療などで使われる医薬品でもあります。その他、医療用に使われる麻酔薬などは、そのまま麻薬として転用できるものが少なくありません。

これらは医療機関による管理下に置かれ、医師の診断により必要と判断されたときに限り、適量を処方されます。このことで嗜好目的の乱用や、市場への流出を防いでおり、実際、それでうまく管理できています。

にもかかわらず大麻については、医療目的による使用もいっさい禁止されています。仮に医師が薬として患者に与えたとしたなら、処方した医師も治療を受けた患者も罰せられるのです。

そこには、大麻を吸わせたくないのではなく、栽培させたくない、持たせたくないという歪(ゆが)んだ思想が透けて見えるようです。

これら大麻取締法のおかしさについて、前々から疑問に感じていましたが、最近、そのことをもっと世間に伝えなければならないという思いに駆られる出来事がありました。

それは私の長年の友人で、麻文化研究家として活動していた中山康直さんが大麻取締法違反で逮捕されたことがきっかけです。

中山さんは20年間以上も、大麻についての研究を重ね、栽培免許を取得して合法的に大麻栽培を行い、研究や講演、大麻製品の普及に取り組んでいた人です。大麻取締法にはいろいろ疑問があるとはいえ、日本は法治国ですから、娯楽や社交目的で大麻パーティを開き、個人的に楽しんでいる人が逮捕されるのは現状では仕方ないかもしれません。でも、真面目に研究していた中山さんがなぜ逮捕されなければならないのか。そこに大いに疑問を持ちました。

この逮捕劇とその後の裁判では、いろいろおかしなことが行われました。その過程を見て行くと、大麻は危険な薬物だから規制したいのではなく、国民が大麻の事実に気づいてしまわないように、このままずっと、禁止植物として規制しておく状態を維持したいという規制当局の思惑がはっきりしてきたようです。

原子力や国の借金、社会保障問題に見られる病巣と同じ種がここにあります。都合の悪い事実はすべて知らなかったことにし、国民には真実をひた隠し、その先には破綻（はたん）しか待っていないことを薄々気づいていながら、現状の行政システムを1日でも長く継続することだけに異常なまでに固執するのです。

このままでは、行政に付きあっている私たち国民の生活まで破綻されかねません。この大麻の問題を追及することが、その1つの突破口になるのではないかと思っています。

そこで、中山さんの事件をここで振り返ってみたいと思います。

麻文化研究家の逮捕劇の茶番

私と中山さんは、10年ほど前まで頻繁にお会いしていましたが、ここしばらくは付きあいがありませんでした。

それが２０１１年の秋のこと、私の親しいある医療関係者から講演会の案内状をいただいて、それを何気なく見ていたら、懐かしい中山さんの名前を見つけたのです。

これも何かの前兆現象だったのでしょう。とても懐かしい想いにかられ、彼の著書『麻ことのはなし』を書庫から見つけ出し、改めて読み始めたところ、まるで測ったようなタイミングで、数日後の２０１１年12月２日、朝日新聞の夕刊で私は再び中山さんの名前を見ることになります。それは、彼が大麻取締法で逮捕されたことを伝える記事でした。

《神棚に乾燥大麻所持容疑で逮捕　伊豆大島の宗教サークル》

神棚に乾燥大麻を飾っていたなどとして、警視庁は、東京都大島町（伊豆大島）で活動する宗教サークルなどに所属する男女7人を大麻取締法違反の疑いで現行犯逮捕し、活動拠点などから乾燥大麻計約４９０グラム、大麻草17本を押収したと2日発表した。

逮捕されたのは、宗教サークル「ヴィジョン　オブ　ニューアース」主宰のＡ（新聞では実名）容疑者（65）＝同町差木地＝や、麻製品製造販売会社「縄文エネルギー研究所」経営の中山康直容疑者（47）＝同町波浮港＝ら。

組織犯罪対策5課によると、Ａ容疑者ら2人は11月29日、メンバーの女（33）方で乾燥大麻約270グラムを神棚に飾るなど営利目的で所持した疑いがある。中山容疑者ら5人は同日、同容疑者宅などで乾燥大麻約220グラムや大麻草17本を所持した疑いがある。

A容疑者は「自分たちで吸うために大麻を栽培していた。神棚にまつるのは、古代の神事の継承だ」、中山容疑者は「大麻を研究用に栽培し、吸っていた。取り締まる法律がおかしい」と供述しているという。

〈朝日新聞夕刊12月2日付〉

記事では、宗教サークルのメンバーが共謀して大麻を不法に所持していたように描かれています。宗教組織を語る怪しい集団が、怪しい儀式を行い、さらに大麻という禁止薬物を隠し持っていたというわけです。どうみても、市民生活の安全を脅かしかねない不埒なやからの所業に思えてくる記述です。

でもこれは、事実を恣意的に歪めたでたらめな報道のようなのです。

まず、7人全員が宗教サークルに所属していたわけではありません。

少なくとも中山さんはこのサークルとは無関係であり、所持していた大麻もそれぞれ別のものです。お互いに顔見知りではあったようですが、一緒に活動していたわけではありません。

中山さんが護送車両の中で、連行される他の7人と会ったのが1年ぶりの再会だったそうです。

その後、この事件はテレビでも報道されたのでご記憶の人も多いはずです。

その中心に報道されていたのが、宗教サークル主宰のAさんではなく、なぜか中山さんでした。それも中山さんの講演内容を撮影したビデオテープが逮捕当日にはテレビ局に渡っており、テレビでその様子が放映され、さも中山さんが事件の中心人物のような扱われ方になっていたのです。この用意周到さ、事実を恣意的にネジ曲げて、中山さんを信用ならざる人物に見せようとする工作、そのすべてがなにかを物語っているようにも思われます。

逮捕劇の舞台となった大島は、大麻愛好者の楽園として知る人ぞ知る地域のようです。以前から、愛好者が秘かに島を訪れ、大麻パーティを開いているといった噂がありました。

そんなとき、中山さんが大島に移り住んでいるのを知り、他の大麻愛好者の捜査にかこつけて、事実上、中山さんを標的にしたのではないかとすら思えます。というのも、中山さんは大麻栽培者の認可を受けて合法的に大麻を栽培していた人ですから、普通では逮捕できません。

そこで、中山さんが移住したことでできた隙（すき）を狙った可能性があるのです。

大麻栽培許可は都道府県知事の専任事項です。中山さんが栽培者許可を取得したのは静岡県なので、静岡県内の認められた場所でしか栽培できません。そこで中山さんは、大島の自宅で大麻栽培を継続するために、東京都に許可申請したものの却下されたようです。

厚生労働省医薬食品局監視指導・麻薬対策課は、大麻取扱免許交付の在り方について次のような見解を示しました。

Q大麻取扱者の免許交付審査における注意点を教えてください。

大麻取締法には、法律上その目的規定は明文では規定されていませんが、麻薬及び向精神薬取締法第1条や覚せい剤取締法第1条と比較考量すると、大麻の濫用による保健衛生上の危害を防止し、もって公共の福祉の増進を図ることを目的としていると考えます。よって、この目的に反するものでなければ、免許することになりますが、具体的には、

①その栽培や研究の目的が、法の趣旨と照らして妥当であるか。特に法が、免許制度により原則として大麻の栽培等を禁止している趣旨にかんがみ、その栽培等が国民にとって必要不可欠なものであるかどうかなど、禁止を除外するに値するものであるか否か。

②盗難防止対策が十分になされるかどうか。

③目的以外の葉や茎が適切に処分される体制が整っているか。

などを十分検討していただき、適当でない場合には免許を与えないことが妥当と考えます。

〈「麻薬等関係質疑応答集」平成21年3月版より〉

中山さんには、大麻取扱者の免許の欠格理由がないのにもかかわらず、東京都は申請を却下したようです。その上で、6年間にわたり大麻栽培をしていた中山さんが、そのときの大麻をまだ持っていると考えたのでしょう。そうして他の大麻取締法違反の捜査にかこつけて、中山さん宅を捜索したら、案の定大麻が出てきたので逮捕に至ったというわけです。

違法捜査も当たり前？

中山さん本人から聞いた、逮捕時の顚末（てんまつ）は次のとおりです。

その日、2011年11月29日の朝、いつものように起きて朝食をとり、お子さんを小学校に送りだしてしばらく経った午前9時。自宅2階の居間でくつろいでいた中山さん夫婦の前に、突然、数人の男性が現れました。

驚く中山さんに、リーダー格の1人が、「警察です、そこを動かないで、いま説明するから」と言いました。

そうして、言われるまま座っていた中山さんに、刑事は捜査令状（正しくは捜索差押許可状）を開示しました。

そこで、中山さんが疑問をさしはさみます。

「刑事さん、こういうものは玄関で提示するものではないんですか？」

すると、刑事は、「令状があるからいいんだ」と、悪びれもせずに答えたそうです。

さらに、見せられた捜査令状に中山さんは自分の名前が書かれていないのに気づきました。そこには、「容疑者A他1名」（Aは実名）と書かれていたのです。

そこで、「これ、僕の名前じゃありませんよね？」と中山さんが重ねて聞くと、捜査員は令状の次のページをぺらっとめくって見せました。そこには、捜索先として中山さんの自宅住所が書かれていたようです。

このAさんというのは、逮捕された7人のうちの1人で、中山さんとは顔見知りです。ただし、ここ1年会ったことはなかったようです。

複数人の容疑者がいる事件で、逮捕状や捜索許可状をとる場合、容疑者のうち代表者1名の名前を上げ、他○名と令状に表記することそのものはめずらしくありません。ただそれは、共謀犯のときに限られます。Aさんと中山さんは、ともに大麻所持で逮捕されましたが、共謀していたわけではなく、持っていた大麻も別のものです。Aさんが中山さん宅に訪れたのは、少なくとも1年以上前のことです。

容疑者としてAさんの名前を挙げておきながら、捜索先はAさんの事件とはあまり関係のない中山さんの住所になっている。これはいったいどういうことでしょうか。

この本を執筆している2012年4月現在、裁判が進行中で、事実はまだわかっていません。現在の情報で可能な限り推測すると、おそらくこういうことではないかと思われます。

警察は、内偵捜査の段階で、Aさんが大麻を所持している確証をつかんだ。Aさんには大麻取締法違反の前歴もあり、逮捕状がとりやすかったのもあるようです。

同時に中山さん、あるいは、その他の人も逮捕しようとしたけれど、大麻の所持を確認していなかった。なんらかの根拠があって「大麻を持っているだろう」と読んでいたものの、証拠がないので、中山さんの名前では令状がとれない。そこで、令状はAさんの名前でとり、その立ち回り先ということで中山さん宅を加え、中山さんへの強制捜査を可能にしたようです。

警察が、大麻取締法違反事件で、1年以上もかけて内偵捜査をしていたとは考えられず、したがって、Aさんが大麻を持っていたことはわかっていたとしても、中山さんに嫌疑を向ける根拠はありません。中山さんが大麻の研究家であることを知っていたからこそ「あるはずだ」と踏んだのでしょう。結果として、中山さん宅に大麻が置いてあったので、警察の読みは当たったわけですが。

流れ作業で行われるずさんな捜査

今回の捜査を主導したのは警視庁組織犯罪対策五課で、渋谷署、原宿署からも応援を取り付け、地元の大島警察署を加えて4者で合同し、計30名以上の捜査官を動員した大捕物でした。

これだけの布陣でありながら、結果、逮捕されたのは、宗教的行事のため神棚に大麻を飾っていた宗教サークルの人たちと、研究するために所持していた中山さん。その他、個人で楽しむために大麻を持っていた人たちで、暴力団員でもなく、まったく普通の人たちです。誰を傷つけたわけでも、大麻を買う金ほしさに窃盗を働いたわけでもありません。大山鳴動して鼠一匹とはこのことです。

大麻のもたらす精神変容成分は、覚せい剤のような激しい幻覚症状や精神の錯乱状態をもたらすものではなく、お酒に酔っているのと似たような感覚だといいます。まして、大麻を使用していないときはまったく通常の状態とのことです。また、逮捕される人の7割ほどが、暴力団などとも関係がない一般人です。

精神錯乱に陥っているわけでもなければ、暴力や犯罪とは無縁な人たちが多く、逮捕するときに、容疑者が暴れて捜査官の手を焼かせることなど稀にしかないことを、現場の捜査官は知っています。それにもかかわらず、この大げさな布陣です。

そして、このような大掛かりな逮捕劇を含めて、大麻取締法違反事件では、全国で年間2000人ほどが逮捕されています。

一口で2000人というと、ピンとこないかもしれませんが、日で割ると毎日5人以上、日本のどこかで大麻取締法違反で誰かが逮捕されていることになります。警察や厚労省の麻薬取締局の職員数から見ても、非常に多い数です。

今回、中山さんを逮捕した捜査官Bさんは、後に裁判で、同種の事件を「年間100〜140件担当している」と証言しています。

おおよそ、2日〜3日に1度の割合で、薬物や組織犯罪の現場に強制捜査に入っていることになります。当然、Bさん自身は内偵捜査をしているような時間はありません。別の捜査官が内偵捜査で犯罪の容疑をつかみ、逮捕状をとると、実動部隊としてBさんのような家宅捜索・差し押さえのスペシャリストが集められて現場に投入され、容疑者宅への踏み込み、家宅捜索、逮捕を一気に行うわけです。

Bさんが、大島行きを命じられたのは、中山さん逮捕の3日前。その翌々日、他の捜査官と大島入りしたBさんは、捜査を主導した警視庁組織犯罪対策五課によるブリーフィングを受け、容疑の全体像をそこで初めて知りました。そして翌朝、容疑者確保に向かう前の10分ほどの間で捜査から逮捕までのだんどりを打ち合わせ、中山さん宅に向かい、その場で捜査と逮捕を行い、当日のうちに大島から本土に帰還するというあわただしさです。

所轄署に戻ったBさんには、すぐさま次の案件の命令が下されたようです。

Bさんが担当するだけで年間100件以上、警視庁管内全体ではその数倍は下らないでしょう。大麻取締法違反を含む薬物犯罪事案による検挙者数は、警視庁だけで2290人（平成22年度）に及びます。

1つひとつの事件を吟味している時間などはないはずです。薬物を所持しているという情報がもたらされると、内偵捜査をして、容疑がある程度固まったら逮捕状をとって、あとは捜査官を投入して現場で証拠を押さえれば、それで仕事は完了という流れになっていることは容易に想像できます。

実際、現場の捜査官は、中山さんが大麻の栽培免許を持つ研究者だったこと、Aさんとの関係、そのほか5人との関係もよく知らされておらず、大勢で共謀して大量の大麻を隠し持っているという認識で捜査にきていたようです。背景はまったく理解していませんでした。

警察にとっては、大麻取締法違反事件の捜査などは、もはや流れ作業になっていると言ってもいいようです。大麻を持っている現場さえ押さえてしまえば、立件は容易です。大麻取締法違反で逮捕された人が、無罪を主張して裁判で争うことはまれなので、細かい点はいろいろ不備があっても、まず問題なく検挙、裁判、判決までスムースに進み、警察の検挙数アップ、検察の勝率アップに貢献するわけです。

中山さんの事件は、すでに立件されて、現在は裁判闘争に進んでいます。一般的には大麻の所持を認めてしまえば、ごく短時間で裁判が終わるのですが、中山さんはこの裁判を通して、大麻取締法という法律の矛盾や違憲性を訴えるために、裁判の長期化を辞さない覚悟でいるようです。

裁判でわかった大麻取締法の矛盾

2012年の4月現在、まだ裁判は序盤戦といったところですが、すでにこの法律の矛盾がいろいろ表れています。

1つは、起訴理由になった大麻所持について、直接の容疑が、「大麻を含む乾燥植物片27・509グラムを所持していた」というものでした。

法律で「大麻」という場合、精神変容成分を含み、規制対象になっている葉と花だけをさします。これに対して、植物そのものを指す場合、大麻草と呼び分けています。

つまり、大麻を含む乾燥植物片とは、大麻ではない茎や根、種子を含んでいるという意味にとどまらず、大麻草以外の植物が混ざっているという意味にさえとることができます。

大麻草の茎や種子は持っていてもなんら問題ないわけですから、規制されている大麻の部位

法令別検挙者数（人）

	平成20年	平成21年	平成22年	平成23年	平成24年	平成25年	平成26年	平成27年	平成28年	平成29年
麻薬及び向精神薬取締法	601	429	375	346	341	540	452	516	505	505
うちヘロイン	15	16	22	19	30	20	7	3	0	9
うちコカイン	120	135	112	99	66	48	66	103	153	185
うちMDMA等調剤型合成麻薬	311	140	93	86	40	22	35	29	37	41
うち向精神薬	46	31	43	63	59	56	49	42	105	75
その他	109	107	105	79	146	394	295	339	210	195
あへん法	21	28	23	12	6	9	24	4	7	12
大麻取締法	2,867	3,087	2,367	1,759	1,692	1,616	1,813	2,167	2,722	3,218
覚せい剤取締法	11,231	11,873	12,200	12,083	11,842	11,127	11,148	11,200	10,607	10,284
合　計	14,720	15,417	14,965	14,200	13,881	13,292	13,437	13,887	13,841	14,019

厚生労働者・警察庁・海上保安庁の統計資料による。（平成20年からは一部を除く内閣府集計による）

のみ取り出して、容疑事実を明確にするのが筋ではないでしょうか。

結論を言ってしまうと、その植物が大麻かどうかを特定するには、大麻特有の成分であるＴＨＣが含まれているかどうかでしか判別できません。しかし、法律では大麻の中に含まれるＴＨＣではなく、植物そのものを規制しているため、ＴＨＣを含有している植物を所持していることを起訴事実にはできない。したがって、「大麻を含む乾燥植物片」という奇妙な定義にならざるをえないのです。

これも、この法律の歪んだ思想が生んだ矛盾の1つと言えます。

さらに、この点を裁判で突いていくと、検察の起訴事実が徐々にほころんできたの

主な薬物の押収量（kg）ただし、MDMA等錠剤型合成麻薬は（錠）

	平成20年	平成21年	平成22年	平成23年	平成24年	平成25年	平成26年	平成27年	平成28年	平成29年
ヘロイン	1.0	1.2	0.3	3.6	0.1	3.8	0.0	2.0	0.0	70.3
コカイン	5.6	11.6	7.2	28.8	6.9	124.1	2.3	18.6	113.3	11.6
あへん	6.6	3.2	3.7	7.6	0.2	0.2	0.2	0.0	0.7	0.0
乾燥大麻（大麻たばこを含む）	382.3	207.4	181.7	141.1	332.8	198.0	166.6	104.6	159.7	270.5
大麻樹脂	33.4	17.4	13.9	28.4	42.5	1.2	36.7	3.9	1.0	21.9
覚醒剤	402.6	369.5	310.7	350.9	466.6	846.5	570.2	431.8	1521.4	1136.6
MDMA等錠剤型合成麻薬	217882	91960	18246	27187	3708	2147	608	1074	5122	3244

厚生労働者・警察庁・海上保安庁の統計資料による。（平成20年からは一部を除く内閣府集計による）

です。

それは、2012年3月29日に行われた中山さんの裁判の第2回公判で行われた証言にも現れています。

この日は、中山さんが持っていた大麻を鑑定した監察官を呼んで証人尋問が行われました。

この監察官は、1985（昭和60）年5月から大麻他の薬物鑑定を担当しており、年間200件の大麻の検査をしている、いわば警視庁の中の大麻の専門家です。

検事の証人尋問により、起訴状に書かれている事実を改めて確認する質問が行われ、弁護士による反対尋問が行われたときのことです。

次は、そのときのやりとりを法廷メモに従って再現したものです。

弁護人「証人は、カンナビス・サティバ・エルおよびその製品であるか否かを鑑定しているのか」
証　人「はい」
弁護人「大麻草の鑑定は形態学的検査と含有成分の検査を行うということだが」
証　人「はい、そのとおりです」
弁護人「形態学的検査は、資料の何を見るのか」
証　人「剛毛です」
弁護人「押収した資料のすべてを見るのか」
証　人「一部です」
弁護人「大麻特有の剛毛とはどういうものか」
証　人「口では説明できない」
弁護人「証人は〝カラハナソウ〟という植物を知っているか」
証　人「いいえ」
弁護人「〝カラハナソウ〟にも大麻に似た剛毛が生えているが、見分けはつくと思うか」
証　人「つかないと思う」
弁護人「成分検査はＴＨＣ量だけを測るのか」

証　人「ＣＢＤ、ＣＢＮ（＝カンナビジオールとカンナビノールのこと、いずれも大麻に含まれる主要成分の１つ）も測る」
弁護人「鑑定書にはなぜＣＢＤ、ＣＢＮを検出したことは書かないのか？」
証　人「ＴＨＣが出ればわかるので」
弁護人「押収した植物片の全体に対してＴＨＣが何％含まれていることはわかるのか」
証　人「いいえ」
弁護人「では、どうなると大麻だと認定されるのか」
証　人「検体量に対して、一般的に言われているＴＨＣの含有量２、３％ぐらいの数値がでれば、全体でも同じだろうと」
弁護人「すると、全体量に対してどれぐらいのＴＨＣが含まれているかはわからないのでは」
証　人「それはわからないが、ＴＨＣが含まれているのは間違いない」
弁護人「証人は〝とちぎしろ〟を知っているか」
証　人「名前は聞いたことがある」
弁護人「〝とちぎしろ〟は大麻だが、ＴＨＣは含まれない品種であり、仮に、この〝とちぎしろ〟を鑑定した場合はどのような鑑定結果になるか」
証　人「経験がないのでわからない」

弁護人「ところで、鑑定した資料は、カンナビス・サティバ・エルか」
証　人「わからない」
弁護人「大麻の一種であることはわかるが、サティバ種とは特定できないということか」
証　人「はい」
弁護人「資料には種子や茎は入っていたか」
証　人「はい」
弁護人「種子と茎を取り除かなければ正確な測定はできないのではないか」
証　人「それは物理的に不可能」

こうして1つひとつ矛盾を突いていくと、この法律の運用の不備がわかってきます。

ここで特に指摘したいのは2点です。

1つは、警察が大麻か否かを鑑定する基準としている形態観察と成分検査については、いずれも大麻だと特定できないという事実がはっきりしたことです。

弁護人が引き合いに出した「カラハナソウ」は、大麻と同じくアサ科の植物で、大麻に似た剛毛が生えています。この植物のことを鑑定人は知りませんでした。つまり、剛毛が生えているというだけでは、その植物を大麻草だと特定できないことになります。

成分検査については、THCが含有しているものを大麻と特定するということですが、THCを含有しない大麻「とちぎしろ」のことを、鑑定人は名前だけ知っているが検査したことはないと言いました。

さらにまた、大麻草には代表的な品種だけでも、カンナビス・サティバ・エル、カンナビス・インディカ・ラム、カンナビス・ルデラリスの3種があります。このうち、大麻取締法で規制されているのは「カンナビス・サティバ・エル」です。現在のところ、インディカ種もルデラリス種も、サティバ種と同様、法律的に規制対象とされていますが、本来は別の品種です。そして鑑定人は他のカンナビスと「カンナビス・サティバ・エル」の見分けはつかないと証言しました。

これらの事実は、民間の大麻研究者ならだいたい知っている共通認識であり、それぞれの違いも認識しています。つまり警視庁で薬物を鑑定する専門家という人が大麻のことをあまりわかっておらず、調査・研究をやっていない、もしくはおざなりにしていることがわかります。

このときの証言でもう1つ気になることは、鑑定人は押収物に含まれている植物片の中で、規制対象外の種子と茎を取り除くのは不可能だと言っていたことです。

素人目に見ても、茎と種子、葉と花は物理的な形態が明らかに違います。完全に分離することは無理だとしても、もう少し丁寧により分けることは可能なはずです。

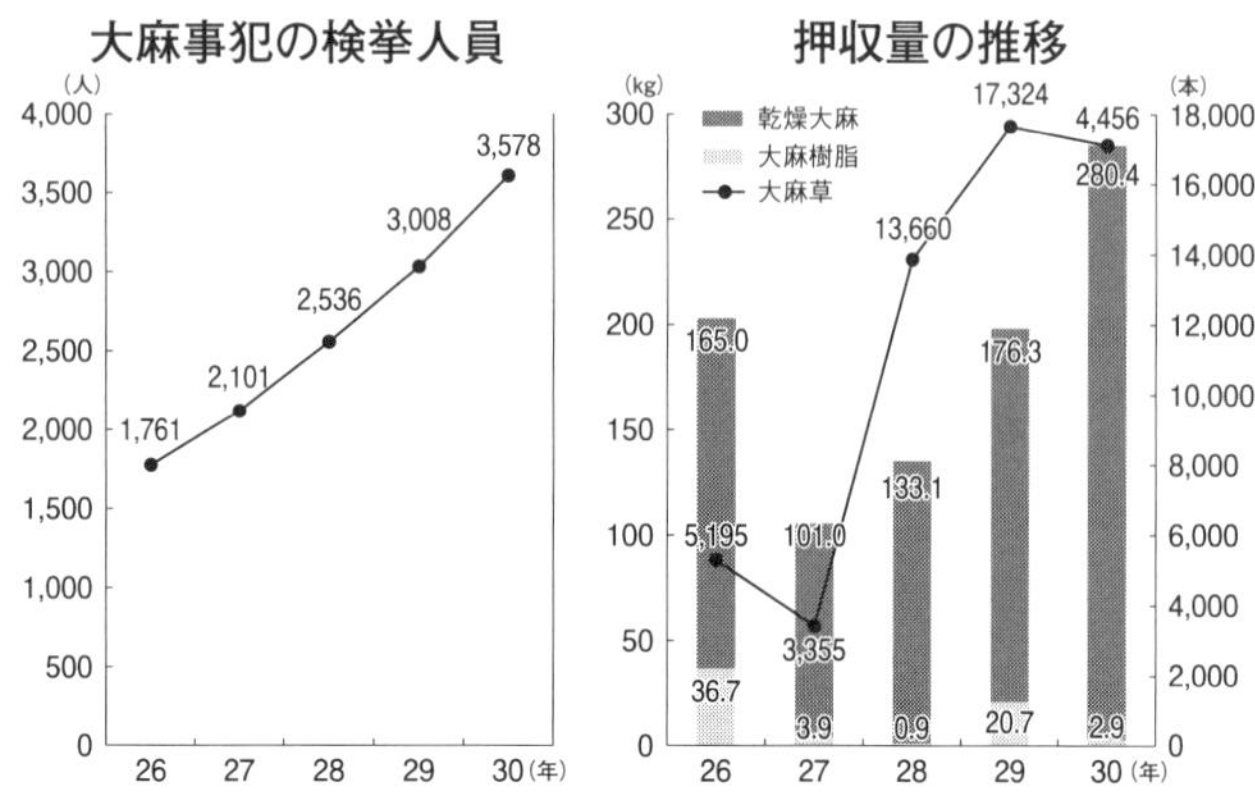

出典：厚生労働者・警察庁・海上保安庁・財務省の統計資料による

裁判では、大麻の押収量が悪質性を判断する1つの指針になるのですから、規制薬物ではないものまで混ぜて総量で「○○グラム持っていた」といういい加減な鑑定では、まかり通らないはずです。

いままでいかに形式的に、流れ作業で裁判が進行していたかを示すものではないかと思われます。

普通、大麻取締法事案で逮捕される人は、一般のサラリーマンや学生などですから、早く裁判を終えて普通の生活に戻りたい。いろいろ言いたいことはあっても、裁判が長引けばお金も時間もかかる。社会的な立場を失って、これから出直さないといけないというときに、余計な時間とお金をかけたくないものです。さっさと謝って1日でも早く裁判を終わらせたい。その思いが、こんなでたらめな運用を助長してきたのです。

第2章

多種多様な良い効果を持つ大麻の可能性

産業用としての大麻＝ヘンプの多様性

大麻は危険な薬物どころか、極めて広範な分野に応用される多種多様な利用効果の高い農産物です。茎から採れる繊維質と木質部、種子そのものと、種子から採れる油、そして葉、花、根から採取される薬理成分がさまざまな分野に応用されています。

このため大麻には多くの別名があります。ヘンプ、カンナビス、オオアサ、マリファナなどです。この中で一般的に、産業用として使う場合にヘンプ、嗜好品として使う場合にマリファナと呼ぶことが多いようなので、ここでは産業用の大麻のことをヘンプと呼称することにします。

さて、ヘンプのもっとも主要な産品は茎です。表面の硬い繊維質は衣料や紙の原料に、芯の木質部は建材として縄文時代から活用されていました。

特に通気性がよく熱伝導率の高い麻の繊維は、じめじめした日本の夏にあった衣料素材として重宝されていました。木質部は藁葺屋根の材料として、あるいは漆喰に練り込んで壁の材料などとしても使われていました。さらに現在では、茎に含まれるセルロースからプラスチックを作り出すこともできます。

種子はそのままで食用になります。たとえば七味唐辛子の中に、少し硬い殻のついた大きめの粒が入っているのをご存じだと思います。あれがヘンプの種子です。このように殻付きのまま食べられますし、殻をむいて取り出した中の実を料理に混ぜることもあります。たんぱく質や食物繊維、ミネラルやビタミンをバランスよく含む非常に栄養価の高い食材として重用されてきました。また薬の原料にもなり、漢方薬の「麻子仁丸（ましにんがん）」などに使われている麻子仁とはヘンプの種子のことです。

さらに種子から絞り出した油は、調味料、燃料として使用されています。ヘンプを発酵させたバイオディーゼル燃料をガソリンに混合して使われるほか、種子油をそのまま軽油の代用として使うことも可能です。その他に、種子油はマッサージオイルや化粧品の原料などとしても活用されています。

葉や花穂、根から採取される薬理成分は医薬品や抗菌剤、農薬、香料として利用できます。日本産のヘンプよりＴＨＣ成分を多く含んだインド産のヘンプを使った「インド大麻タバコ」と「インド大麻チンキ」は、大麻取締法が成立するまで日本薬局方に収載され、医薬品として使われていました。いまでも世界的には医療用に利用されています。

このほかにお祭りや儀式の用途として、神社で使うお札、注連縄（しめなわ）、鈴縄にはヘンプの繊維質が使われています。お盆の迎え火としてヘンプの木質部の「おがら」を焼く風習「おがらやき」が、全国の地方で広く分布していました。

このように、ヘンプには実に多様な生産品があります。

近代になり、より使い勝手の良い綿やパルプ、あるいは石油化学製品といった代替品にとって代わったものもありました。しかし、ヘンプの産業用としての活用が衰退したわけではありません。

軍需用途やプラスチック素材の原料など、新しい用途が開発されて、その後もヘンプは私たちの生活に直接、間接的に応用されてきました。

とはいえ戦後、世界的に大麻が規制薬物として厳しく管理されていったのと、石油化学製品が全盛を極めた時代背景の中で、ヘンプは次第に忘れさられた素材となっていきました。軍需利用が衰退すると、ヘンプ生産量の7割が下駄の鼻緒の原料として使われていた時代もあったようです。

そんなヘンプに再び脚光が当たるのは、1990年代のことです。すでにこのころになると、科学的な研究が進み、マリファナの毒性は言われていたほど強いものではないことがだんだんわかってきていました。それに加えて70年から90年代にかけて、石油の産出地域が集中する中東の政情不安が引き金になって石油ショックがたびたび発生。さらに、石油埋蔵量の枯渇や環境汚染の問題が深刻化してきました。

これらの問題に、ヘンプが有効に活用できるのではないかと考えられているのです。

環境にやさしく石油製品の代替になる

ここからは、大麻の研究者で産業用としてのヘンプの活用の歴史や世界の動きなどに詳しい赤星栄志さんの解説を交えて、ヘンプがなぜいま注目されているのかについて見ていきたいと思います。

ヘンプが古くから活用されてきた分野としては、衣料用が挙げられるでしょう。縄文時代の遺跡から、麻糸を使った布が発見されており、私たちのご先祖様は麻の服を着ていたことがわかります。

その後、絹が登場しましたが、高価なうえに扱いも難しかったので、麻がしばらく衣料の主な原料として活躍。ヘンプを始め、苧麻（ちょま）（リネンの原料）、亜麻（あま）（ラミーの原料）などから採取した麻繊維が広く使われていました。

それが一六世紀になると、産業革命下のイギリスで木綿の大量生産に成功し、世界的に拡散していきます。当時のヨーロッパ列強が、戦略物資として大いに活用したことがその動きに拍車をかけました。

植民地であったインドやアフリカで大量の綿原料を生産し、本国で加工した木綿製品をもう一度植民地に戻して大量に販売することで、イギリスは巨万の富を築いたのです。これにならって、ヨーロッパの列強がやはり植民地政策で綿の栽培を奨励し、重要な輸出品として世界に拡散してきました。

さらに、アメリカでは、アフリカから大量に連れてきた奴隷を南部の広大な木綿農場で働かせて大量のコットンを生産し、その輸出量はやがてヨーロッパ諸国を凌駕(りょうが)していくことになります。これによってアメリカは、ヨーロッパ列強を抑えて西側諸国の若きリーダーとして台頭していくわけです。

ともあれ、日本でも江戸時代のころには木綿栽培が盛んになります。麻は、夏は涼しくて快適ですが、少し生地が硬いのが難点です。その点、柔らかくて肌触りがよく、染色しやすい木綿(コットン)はたちまち日本でも人気になりました。江戸時代の後半には、綿が衣料の主流になっていったようです。

その後、レーヨンや石油化学系の合成繊維が登場してきますが、木綿は現在でも衣料用原料として主要な位置を占めています。私たちが着ている服のおおよそ半分は「木綿(コットン)」が素材です。

意外にも、石油化学系の合成繊維ではなく、天然素材の木綿がいまでも衣料品原料の主流なのですが、だからといって環境によいと考えるのは早計です。

「コットンの栽培面積は全世界の農地面積のたったの二%なのに、農薬使用量は全使用量の二六%を占めている。アメリカに限って言えば、全農薬の五〇%近くになる。(中略)コットンはとてもデリケートな作物らしく、種には予め虫に食われないように防虫剤を散布し、化学薬剤・肥料により土壌消毒・土壌改良をする。さらに、雑草を除去するために除草剤を散布し、コットンの葉につく虫を駆除する殺虫剤を散布する。収穫時には、人工的に葉や茎をからさないと、葉の葉緑素がコットンについてシミになってしまうので、枯れ葉剤を飛行機から空中散布する。(中略)収穫したあとに紡績をするときにも補助材として化学薬剤を使用。そのうえ、加工には、化学糊、漂白剤、化学染料、防腐加工剤、柔軟仕上げ剤などさまざまな化学薬品を使っている。当然、工業排水が大量に出されている」

(『ヘンプ読本』赤星栄志著より)

綿は栽培時にも大量の栄養と水分を必要とするため、大規模な灌漑(かんがい)設備が必要になり、自然環境を壊して大規模なプランテーションが作られます。化学肥料も大量に使われるので土壌を汚染してしまいます。いかに天然素材とはいえ、自然に優しいとは限らないのです。

その点ヘンプは病害虫に強く、農薬や化学肥料を使わなくてもすくすく育ち、連作障害もありません。非常に環境にやさしい農作物と言えるでしょう。

ただし繊維が非常に硬いため、柔らかさや肌触りは綿より落ちます。でもコットンや他の化学繊維との混合にすることで、それらの問題は解決できます。残る問題は、加工の難易度です。もともと衣料用の繊維として重宝されていた麻に代わり、木綿や化学合成繊維が台頭したのは、その扱いやすさでした。コットンボールと呼ばれる、繊維がこんもりとからみあったワタの状態で採取されますので、そのワタを解いていけば比較的簡単に繊維を取り出せるのです。これに対してヘンプは、収穫した後、一定期間水にさらして発酵させてから繊維質をはぎ取り、苛性（かせい）ソーダで煮沸してペクチン質を溶かして叩いて軟らかくし、また苛性ソーダで再び煮沸してといったように、何段階もの工程を経て初めて糸になります。

あくまで工業生産品としての効率を重視した上で、綿は麻より優れた素材として重宝されたわけです。

この問題についても、いまはかなり改善されてきています。煩雑で職人的技術が必要だった作業工程も、技術の進歩により徐々に合理化されています。何より環境問題が人類的な課題として浮上している現在、効率性を追い求めることは必ずしも正しい選択とは言えません。環境に優しいヘンプをこれからは選択的に使用することを考えるべきでしょう。

何もすべての衣料を麻にする必要はありません。混合比率を少し上げるだけでいいと思います。コットン１００％だったところに、麻を50％混ぜる。あるいは合織の比率を抑えて麻を混ぜる。それだけで、環境負荷の大きいコットンの栽培量を抑え、合成繊維の原料である石油の使用量を減らせるのです。

ヘンプ紙の活用でバージンパルプの使用量を減らせる

さらにヘンプの主要な工業生産品の1つとして、昔から活用されてきたものに、ヘンプ紙があります。

そもそも世界で最初に紙の原料として使われたのが麻だったのです。

ちなみにエジプトのパピルスは、植物の繊維を薄く裂いてシート状に圧着させたもので、正確には紙ではなく、あくまで紙の原型です。

繊維を水に溶かして漉しあげる紙製法ができたのは、紀元前の中国です。このときには着古した麻の衣服が原料として使われていました。

その後、わらや樹皮などいろいろな原料の紙が作られましたが、ぼろ布に代わる原料はありませんでした。18世紀のドイツで木材パルプを原料にした製紙法が完成するまで、1700年にわたって紙の主原料は麻や綿のぼろ布だったのです。

その意味で、木材パルプの登場は画期的でした。木材は、それまで使っていたヘンプを含む非木材原料に比べて繊維が短いのです。このため軟らかくて加工がしやすい上、色むらのないきれいな紙に仕上がります。何より当時としては原料が豊富にありました。

このため木材パルプが一気に紙原料の主流になりました。ただしその後、森林破壊が環境問題になっていったのはご存じのとおりです。

2010年の統計で言うと、日本国内での紙・板紙生産量は2729万トン（2018年：2万6094トンと横這いです）、世界全体では3・9億トン（2017年：4・2億トン）にのぼります。日本やアメリカ、ヨーロッパなどの先進諸国ではすでに紙の使用量は減り始めていますが、中国やインドではまだまだ需要が伸び盛りです。

「世界の紙・板紙生産量は二〇一五年には約四・六億トンに増えると予想され、その供給のために必要な木材資源を森林に置き換えると、新たに二〇〇〇〜三〇〇〇万ヘクタールもの面積が必要とされる。これは日本の森林面積二五〇〇万ヘクタールに相当する大きさである。世界の森林面積の三八・七億ヘクタールの六％にもなる」（『ヘンプ読本』より）

日本では2010年の数字で年間の紙・板紙生産量のうち、63・1％が古紙をリサイクルしたもので、残りが新たに生産されたパルプです。そして、パルプ約1000万トンのうち90％が木材を原料にしているのです。古紙の回収は、日本ではすでに70％を超えており、これ以上回収率を上げることは物理的に不可能とされています。依然として、木材を伐採してパルプ原料にせねばなりません。これは、各国ともだいたい状況として同じです。

そんな中で、環境にやさしいパルプ原料として一躍脚光を浴びたのがケナフです。

ケナフは主にインドで生産されるアオイ科の一年草で、ヘンプと同じく硬い繊維質が採取され、製紙用に向いています。ただし、残念ながら日本では生産されていません。そこで、日本の風土になじみのあるヘンプの活用をもっと積極的に考えてもいいでしょう。

第2次大戦以降、中国やフランスなどヘンプの栽培を禁止しなかった国では、いまもヘンプがパルプの原料として使われています。またロシアでは、硬くて丈夫な紙質を利用し、紙幣の原料としてヘンプ紙を使っています。

森林資源の保護のために、用途などによって選択的にヘンプ紙を採用していくことが今後は必要になるでしょう。

建築用木材の代替としても期待

紙よりもさらに木材を大量に消費しているのが住宅産業です。

世界の木材生産量は2010年の数字で約34・5億立方メートル、うち産業用は約15億立方メートルで、その40％が建築用とみられます。

ここ数年、木材の消費量は減り続けているものの、それでもまだ相当な量の森林が毎年失われています。

このうちの相当量をヘンプに置き替えられるかもしれません。

建築材料として使えるようになるまで、少なくとも50～60年かかる木材に対して、3カ月で3メートルまで成長する大麻は森林資源の約4倍の生産量を持ち、環境を破壊しません。また、繊維をとった後の心材（オガラ）には、ミクロン単位の穴があいています。壁材などに使うと屋内の湿度を調整し、快適な室温に導く素材です。

ヘンプはもともと白壁や漆喰壁（しっくいかべ）には麻スサ、茅葺（かやぶき）屋根材にオガラ、建築用の縄や紐、畳縦糸には麻糸など、日本の建築になくてはならない素材でした。繊維質が硬く、丈夫で、このため、紙や布にするとややごわごわした感じになるのですが、この硬さは建築材料としてうってつけです。

現代においても、近代的な建築物への応用研究が進んでいます。代表的なものの1つは、1990年代にフランスで開発された断熱材です。

これは、ヘンプの茎を細かく砕いてチップ状にしたものに、水と石灰を混ぜて作られる建材です。無数の細かい気泡が入っているため、木材などの自然素材と同じように、壁が呼吸することができます。冬は暖かく、夏は涼しい理想的な断熱材と言えるでしょう。

木材よりも軽くて丈夫な上に、燃えにくく、コンクリートのように型枠に流し込んで固めることで、自在に成形可能なことから使い勝手がいいのです。屋根や壁の断熱材として、従来のグラスウールや木材パネルの代用として普及しています。

ドイツでも1990年代の終わりに、ポリエステルを加えた弾力性のある断熱材を開発。こちらも同様の人気で、日本でもすでに建材として出回り始めています。

難点は、価格がやや高いことです。現在は原料であるヘンプが手に入りにくいためで、生産量が上がってくれば、相対的にコストも低下するでしょう。

千葉県の上総大久保に、耕作放棄地の減少を目指し農業を志す若者の窓口となる活動を展開する㈱KOKUSOUの麻の実レストラン「なか麻」があります。この建物は、内壁にヘンプの茎を練り込み、壁面にはヘンプボード、床下の吸湿マット、天井の断熱材にヘンプを100%使用した、まさにヘンプハウスと呼べるものです。その他の建築素材や内装にも天然素材を使用し、100%自然に還元する素材でできているそうです。

現在の技術では、外壁にもヘンプを素材に使った建築材料がすでに存在しています。日本の気候に合うかどうかまだ研究中ということですが、将来的には日本でも使えるようになるでしょう。

100%ヘンプでできた究極のエコハウスが完成する日も夢ではないかもしれません。

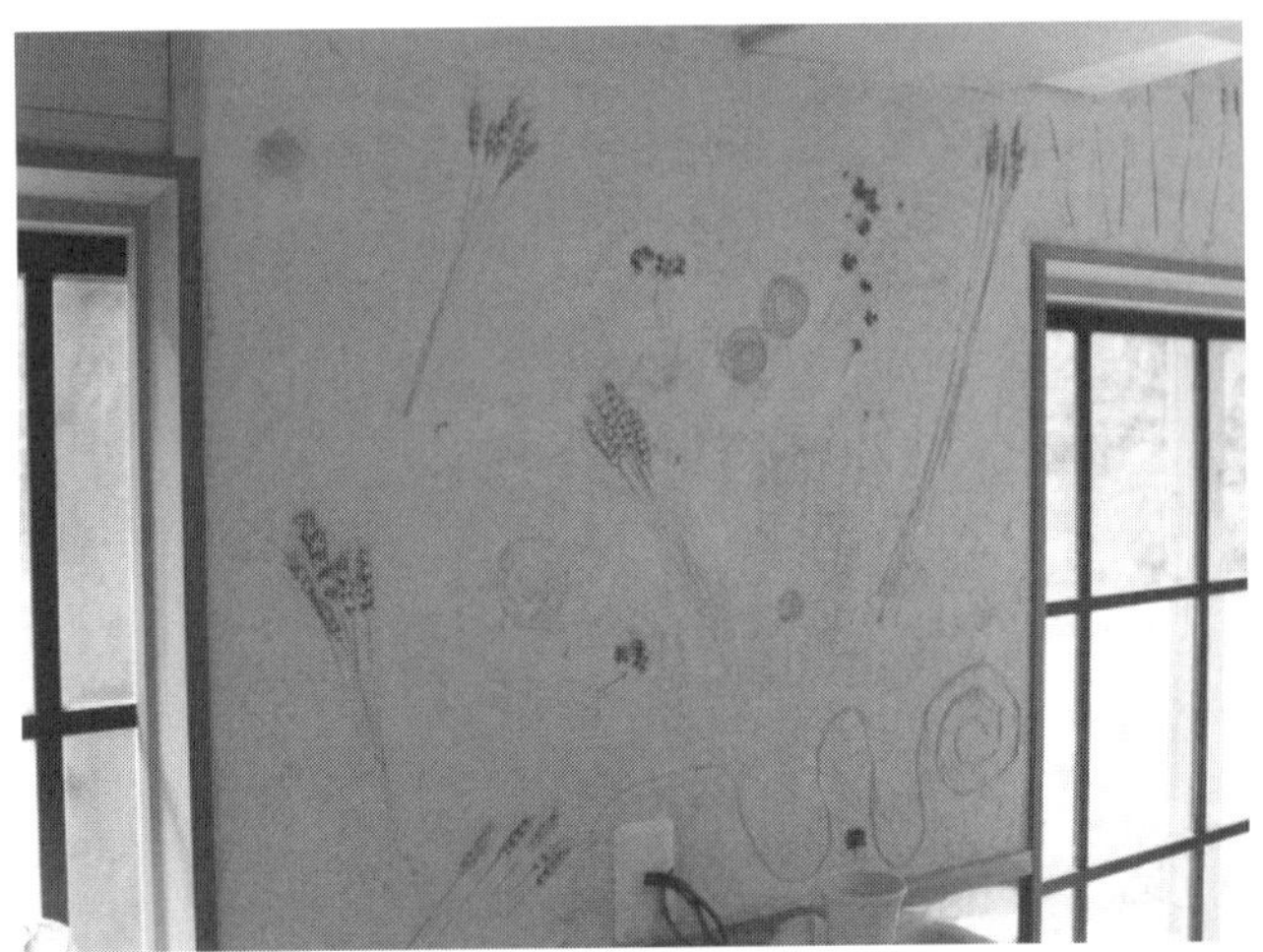
ヘンプ素材を塗り込んだ内壁。湿度を適度に抑え、臭いも吸着する

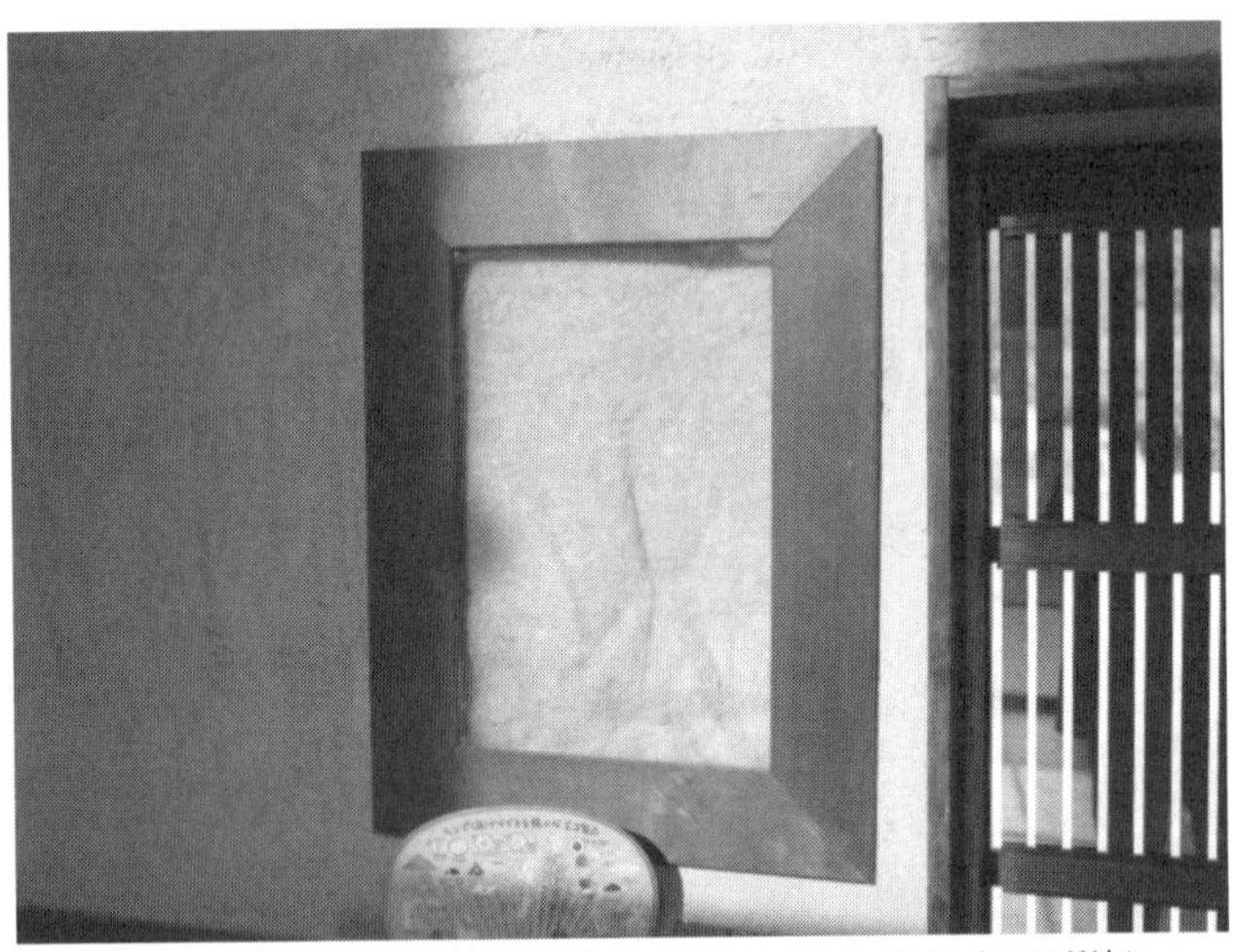
壁内側にはヘンプ素材 100%の断熱材を使用。夏でもエアコンはいらないほど涼しい

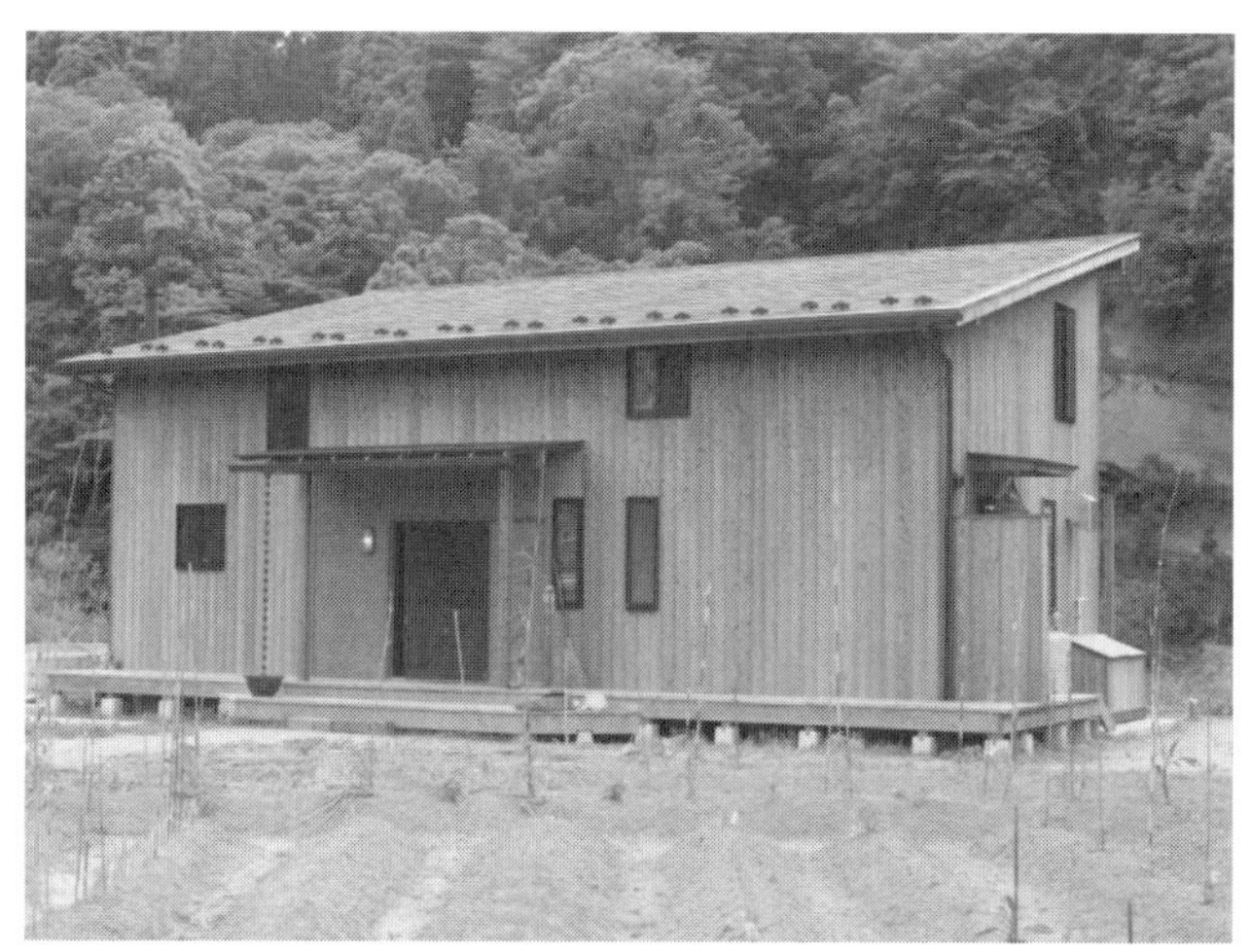

天然素材でつくられたヘンプハウス

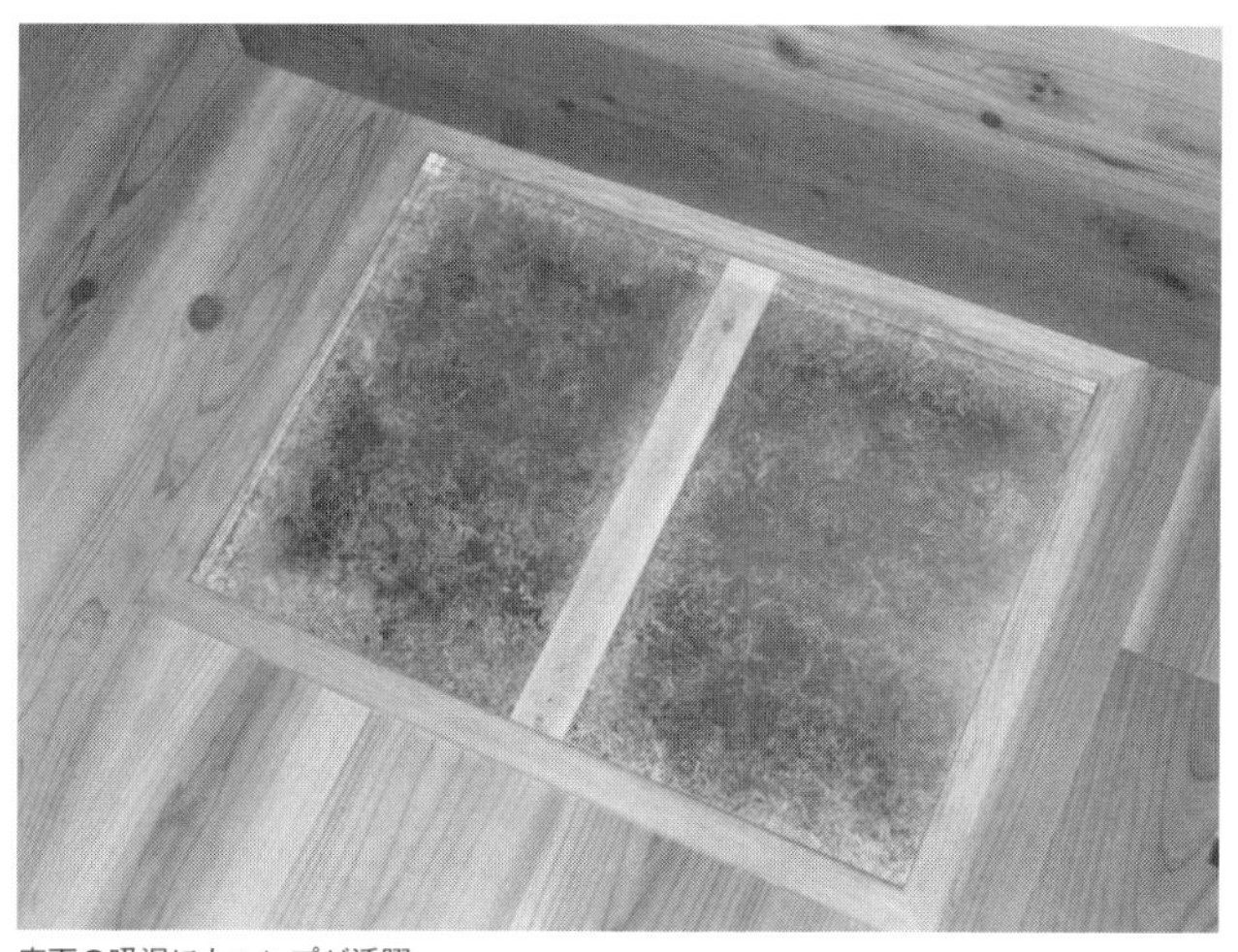

床下の吸湿にもヘンプが活躍

ヘンプからプラスチックを作る研究も

ヘンプからプラスチックや樹脂を作り出し、高度に加工された製品作りに応用しようとする研究は、意外に古くからあります。

よく知られているところでは、アメリカの大手自動車メーカーであるフォード社が、1941年、「土から生まれた車」というコンセプトで、ヘンプ、サイザル麻、わら、大豆といった植物由来の樹脂をベースとした車体を完成させています。当時の資料では、鉄製の車体に比べて重量は3分の2に軽減され、強度は10倍と宣伝されています。

この車は、ヘンプほかの植物を発酵させて作るエタノールを原料に走らせることにもチャレンジしています。現代に通じるエコロジー思想がすでにこのころ芽生えていたのです。これは驚きです。

残念ながら、フォードの思想は早過ぎたようで、エコカーは市場に受け入れられず、量産化には至りませんでした。

その後、石油化学製品の全盛時代へと突入し、フォードが目指した理想はいったん立ち消えたかに見えましたが、60年近くが経過した1990年代後半になって再び脚光を浴びることになります。

1998年、ドイツのメルセデスベンツが内装の強化材として、従来のガラス繊維の代替にヘンプを使った素材を採用しました。ヘンプはガラス繊維に比べて、軽量で強度も高いことから、その価値が見直され、BMW、アウディなどにも使われています。

さらに2008年7月、イギリスのロータス社が開発したスポーツカー「エリーゼ」のエコバージョンは、ヘンプ繊維強化プラスチックを車体外装のフロント部、スポイラー、車内のシート、装飾に採用した本格的なヘンプカーと言えるでしょう。最新の2011年モデルでは、電気自動車やハイブリッド車を除いたガソリンエンジン搭載のスポーツカーの中では、世界でもっともCO_2排出量が少ないモデルとなるなど、高い環境性能が注目されています。

現在、ヘンプを樹脂などに加工する場合、繊維を取り出して混ぜて強化樹脂として活用する方法が一般的です。

「2004年からは、ポリプロピレン、ポリエチレン、ABS、PVCなどの汎用樹脂とヘンプ繊維30％が混錬された天然繊維強化樹脂が開発され、既存のプラスチックの成型機に対応した樹脂が流通を始めている。この樹脂は石油使用量を30％削減し、ガラス繊維と同等の比強度（密度当たりの引っ張りの強さ）の特性を持ち、価格が汎用樹脂と同等であるという特徴がある」（赤星氏）

すでにこうした製品は一般的に出回っており、知らないうちに私たちの身近なところでも使われています。

さらに今後は、ヘンプからプラスチックそのものを取り出すことができるようになりそうです。

ヘンプの主成分であるセルロースからは「セルロイド」の商品名で知られるセルロース系の樹脂が作られます。すでに、コットンや木材パルプに含まれるセルロースを使った生分解性樹脂がダイセル工業によって実用化されており、この技術を使えばヘンプ由来のプラスチックを大量に生産することが可能です。

化石燃料から再生産可能な資源の活用への転換が進む中で、今後はヘンプの素材としての価値がますます高まっていくでしょう。

ガソリンの使用を低減できる

繊維やプラスチックなど、石油を原料に使った化学製品のほとんどのものがヘンプに置き替えられると言ってよいでしょう。

これは考えてみれば当然で、もともと石油というのは、太古の昔に地球で繁殖していたシダ類や海底の藻類が堆積(たいせき)して化石化したものです。ですから、いま生えている植物を使って、同じことができないはずはありません。長い時間をかけて草木が化石化していった工程を科学的に処理するために、石油に比べるといくらかの手間がかかるだけに過ぎないのです。

これまでは、その処理のためのコストが石油化学製品に比べて高かったために、なかなか普及しませんでした。それが技術の開発でだんだん合理化されてきたこと、また石油の価格がいろいろな理由で高騰していること、また化石燃料への依存による環境負荷が深刻化しているなどの現状を踏まえて、ヘンプなど植物由来の再生産可能資源への切り替えが現実味を帯びてきました。

当然、現在の石油の最大の使用用途である自動車用のガソリンも、やがてはヘンプに切り替えていくべきでしょう。

その動きはもう始まっています。ヘンプから作った燃料だけで車を走らせ、日本を1周しようという画期的な試みが始まったのは2002年4月のことです。

前年の2001年7月に、やはりヘンプ油だけを使って車を走らせようというプロジェクトがアメリカで行われたのに触発され、前出の中山さんらが中心になって企画されました。市販のディーゼル車を使って北海道から沖縄まで1万2500キロメートルを完走したのです。

ヘンプで車を走らせるには、種子から絞り出したヘンプオイルを使ってバイオディーゼル燃料を作る方法と、ヘンプそのものをアルコール発酵させてエタノールを作る方法があります。

ヘンプカープロジェクトでは、ヘンプ100%オイルを使いました。食用として賞味期限の切れた油を用意。これにメタノールと触媒を加えて加熱し、粘度の高いグリセリンを沈殿させて取り除けばバイオディーゼル燃料のでき上がりです。

菜種油やオリーブ油など油脂系の燃料から作るバイオディーゼル燃料と作り方はまったく同じなので、既存の施設が応用可能です。また、現在市販されているディーゼルエンジンであれば、車であれ船であれ、改造しないでそのまま使うことができます。

また、ディーゼルエンジンは一般的に大気汚染の原因となる硫黄酸化物や粒子状物質を排出するため、健康負荷が大きいという印象があると思います。これは、石油由来の軽油を燃料に使うからです。

この点、ヘンプオイルを原料に使ったバイオディーゼル燃料は、硫黄酸化物はゼロ、呼吸器障害の原因になる黒煙は3分の1に減らせます。それでいて、燃費は軽油と同等です。

一方のエタノールを作る方法ですが、その歴史は意外に古く、自動車が歴史に登場したときにはすでに植物由来のエタノールが燃料として使われていました。当時はガソリンよりも植物原料のほうが手に入りやすかったからです。

その後、ガソリンが安価で流通するようになるとエタノールはいったん姿を消しますが、1970年代の石油ショックを機に、再び脚光が当たります。

アメリカでは、1970年代からトウモロコシで作ったエタノール混合率10%のガソリン

「ガソホール」が販売され、90年代になると、クリーンエア・アクト（大気浄化法）をきっかけに、エタノール混合ガソリンの普及が一気に進んでいます。

エタノール混合ガソリンを使うためには、専用のエンジンが必要です。しかし、アメリカ産の自動車は基本的にE10（エタノール10％混合ガソリン）対応となっているのが普通です。中にはE85（エタノール85％混合ガソリン）まで対応している車種もあります。

植物由来のエタノールでも燃やせばCO_2を発生しますが、生育時にCO_2を吸収するので、結果的にCO_2排出量ゼロと見なすことができます。つまり、エタノールを混合した分だけCO_2や窒素酸化物の排出量を低減することができ、さらに大気汚染の原因となるすすや黒煙の排出量も大幅に減ります。

ただ1つ問題なのは、現在、エタノールの主原料が、大豆、トウモロコシ、サトウキビなどの食用、飼料用の農作物で作られていることです。世界的にエタノールの需要が急増するとともに、これらの作物の相場が急騰してしまい、通常の食品が値上がりしてしまっているだけでなく、貧困に苦しむ地域の経済に悪影響を及ぼすようになっています。

そこで、ヘンプの登場が待たれるのです。ヘンプの主成分であるセルロースからはエタノールが抽出できる上、成分のほとんどは茎に含まれているため、種子は食用としてそのまま使用可能です。ヘンプをエタノール材料として使うことで、大豆やトウモロコシを本来の食用・飼料用にあてることが可能になるはずです。

世界中で医療に貢献してきた大麻

ヘンプの解禁がいち早く待たれる分野に医療用があります。

医療用としては、種子や茎のほかに、マリファナやハシシュに使われるのと同じ葉や花、根が使われます。嗜好用に使われる花や葉を大麻、もしくはマリファナと呼び、薬理成分のない茎と種子を産業用に使うものとしてヘンプと一般に呼び分けていますので、その両方とも使う医療利用は、これら呼称があてはまりません。そこで、ここでは混同を避けるために、医療用に使われる場合の大麻や部位、大麻草を総称して医療大麻と呼称することにします。

医療大麻と人類の関係の歴史は極めて古く、2000年前までさかのぼることができます。中国で現存する最古の本草書である『神農本草経』は、劉備玄徳や諸葛孔明が活躍した三国時代と同じころに編纂されたもので、さしずめ薬草辞典に相当します。当時の中国医療の最先端の薬学の情報が網羅されていました。

この中で、大麻草の部位ごとに、種子は「麻子仁」、根は「麻根」、茎の表皮を「麻皮」、葉は「麻葉」、雄株の花穂を「麻花」、雌株の花穂を「麻蕡」と記されています。

それぞれ麻子仁は便秘や整腸、麻皮は打撲や破傷風の治療に、麻根は止血、淋病の治療などに、麻花はリウマチ、健忘症などの処方に使われたようです。

この中で特筆すべきは、麻蕡と麻葉です。

『神農本草経』で言う麻蕡は雌株の樹脂のことで、現在ではもっともTHC成分が濃い部位として知られ、樹脂を濃縮したものをハシシュと呼びます。そして『神農本草経』では、この麻蕡は、鎮痛、鎮痙、痛風、関節痛、筋肉痛、てんかん、不眠症、喘息に効果があると書かれています。これは、近代の科学的な研究によってあきらかになっているTHCの臨床研究の結果とほぼ同じと言えるのです。

麻葉も同様に、現在ではマリファナの名で知られるもののことですが、その効果は、喘息、鎮痛、麻酔、利尿など、これも現在のマリファナの臨床結果と同じです。すでに2000年前には、医療大麻の効能が知られ、民間に根付いていたことがうかがえます。

さらに古代インドの医療経典『アーユルベーダ』にも、鎮静、冷却、解熱、うっ血治療、食欲増進に効果があるとして記載され、中世ヨーロッパでも筋弛緩(しかん)、痙攣(けいれん)、喘息、不眠症、生理痛、偏頭痛の治療薬として使われていました。

日本でも中国で編纂(へんさん)された薬学書を翻訳した『本草綱』の中に、大麻草の葉をタバコにすると喘息の治療に効果的で、煎(せん)じると鎮痙鎮痛作用、および催眠作用があると紹介されています。

さらに近代においても、日本薬局方の中に喘息用の治療薬として1886年から1951年まで収載されていました。

その後、国際的に大麻が禁止薬物として規制されていくとともに、効き目にムラがあるという難点があった医療大麻に代わって、化学合成薬の開発が進んだことなどで、産業用のヘンプと同様、医療大麻は徐々に姿を消していきました。

それが見直されるきっかけとなったのは、1964年の「デルタ9テトラヒドロカンナビノール（THC）」の発見です。

イスラエルのワイズマン研究所のラファエル・メクラム教授、ヤセル・ガオニ教授によって、THCが酩酊（めいてい）作用、幻覚作用を引き起こしていることが特定できたのです。

漢方に使われる生薬や西洋のハーブなど天然由来成分の薬効がなかなか安定しないのは、どの成分がどんな作用をきたしているか、作用機序が複雑でなかなか特定しにくいことにあります。どの成分が具体的にどのような作用を人体にもたらしているかがわかれば、製薬の開発に大きく前進したことを意味するのです。

この期待どおり、その後、医療大麻がなぜ効くのか、その秘密がだんだんわかってきました。

医学博士が見た大麻について

次は、米国の研究所で大麻の神経障害や脳腫瘍（しゅよう）への効用を研究している森際克子医学博士が、ある雑誌のインタビューに答えたものです。

医療用大麻の効用を研究者として素直な視点で語ったものです。

「大麻の医療効果について」日本では伏せられていますが、大麻（カナビノイド薬理成分ＴＨＣ）には医療効果があることが分かっています。特に神経性の疾患、多発性硬化症（ＭＳ）や筋萎縮性側索硬化症（ＡＬＳ）などにすごくいい。

神経細胞の軸索には、電線のように鞘がまいているんです。ＡＬＳは、そのミエリンのサヤが剝がれていく病気です。そのサヤが剝がれて神経がむきだしになると、とにかく痛いし、神経が変成して死んでいくんです。ガンだったら、モルヒネが痛みに効くけれどＭＳやＡＬＳのような神経変成疾患では、モルヒネの受容体がなくなってしまうので、モルヒネが効かなくなります。それで鎮痛剤として大麻が代用されて、それが非常に効果があるんです。

アスピリンを開発した製薬会社バイエルが、大麻を21世紀のアスピリンとして販売予定があるほどです。大麻が鎮痛剤として使用されていく内に、ＭＳやＡＬＳの症状が改善されて行くようになって、治療効果があがることが分かって来ました。ＭＳ患者が痛みもなく、日常生活をも支障なく普通に送れるようになります。すでに、イギリスでは

MSに対する治療薬として医療大麻が合法化されています。まだ、その機序は分かっていないのですが、カリフォルニアの研究所で、ALSで剝がれたミエリン鞘が巻き直すと聞いてびっくりしました。

私は、神経の軸索再生の研究をしてきましたが、その常識から言えば、不可能な魔法のような現象ですね。また、治療薬のない悪性脳腫瘍細胞にTHCを投与するとガン細胞だけが死滅して、正常細胞は元気なままで副作用がないことが分かってきています。

ただ、大麻の場合、医療効果があるTHC濃度が高いものには、幻覚作用がある。それで、いまの日本では、同じ幻覚作用のある麻薬、覚醒剤と大麻があたかも同じ害がある悪者のように見なされていますが、本質的な違いがあります。大麻にはヘロイン・モルヒネのようなアヘン中毒や、覚醒剤、睡眠薬、酒、たばこ、のように禁断症状が出るような中毒性はありません。服用することでどんどん体や脳が蝕(むしば)まれていくこともありません。むしろ、免疫力を高めることが分かっていて抗ガン剤の副作用を緩和し、ガン治療で患者が弱らずにすみます。しかも、通常の鎮痛剤、処方薬というものには致死量があります。

風邪薬でも飲み過ぎると体に毒ですし、〝いい〟ものだから医者が処方するわけではなく、〝毒〟だから少しずつ効き目がある量だけ飲むよう処方されるわけです。ところが大麻は一度に多量服用をしたとしても死ぬことはなく、致死量がない。その上、痛みに効く鎮痛剤や、MSやALSの治療薬として、それ以外にも免疫力を上げるのでいろいろな病気に効く可能性があるわけです。

でも、若い人が大麻に依存しやすいのは確かです。幻覚作用を好んで心理的に依存するんですね。健康への害はないけれど、若いということは、脳の成長期でもあるわけだから、自分を管理できない一部の若い人たちのために大麻を規制してあげるのも、一理有るといえます。カナダ、イギリス、オランダ、オーストリアなどの各国が医療大麻を合法化し出して、アメリカは州によって医療大麻が許可されていますが、連邦政府は研究だけは認めるようになりました。それでも大麻の医療効果については日本では伏せられています。体に悪い麻薬として取り締まられた方が、好都合である人たちがいるのでしょうね。いいものでも都合の悪いものだととかく伏せられがちなのが、世の常かもしれませんね。

〈『LOVE&THANKS November 2009 No.010』オフィス・マサル・エモト発行〉

医療大麻以外に有効な治療法がない疾患がある

医療大麻がなぜさまざまな薬理作用を発揮するのでしょうか。そこに大きく関係しているのは、人間の体内、特に脳をはじめとする神経系と脾臓や扁桃腺に多い免疫系に、それぞれＣＢ１とＣＢ２というＴＨＣの受容体があることです。

「神経伝達物質」という言葉を知っている人は多いと思います。なんらかの刺激を受けたときに、アドレナリンやエンドルフィンなどホルモンと呼ばれる神経伝達物質が身体の中を伝達することで、必要な行動や思考を選択することができます。このときに、伝達物質を受け取るのが受容体の役割です。

そして実は医療大麻の主成分であるＴＨＣは、私たちの体内で生産されているのです。正確にはＴＨＣと組成が酷似している伝達物質で、内因性カンナビノイド、別名脳内マリファナと言います。

この物質は、たとえば痛みや不快感、心的外傷を受けたときなどに放出され、身体の痛みを和らげるだけでなく、心の傷を忘れさせ、多幸感で包みます。マリファナを吸うと、嫌なことを忘れさせて楽しい気分になるというのはこのためです。

その後、ＴＨＣの人体にもたらす作用が解明されてくるとともに、動物実験による臨床研究、さらに人間に対する臨床研究が行われ、１９９６年、カリフォルニア州で医療大麻を合法化する住民投票が可決され、全米で初めて医療大麻が解禁されました。

その後、アメリカでは13州で同様の住民投票が行われていずれも可決され合法になり、

２０００年代になるとカナダ、オランダ、ベルギー、ドイツ、イスラエル、スペイン、イギリスで続々と医療大麻が解禁になっています。

アメリカの例では現在、疼痛、多発性硬化症、ガンの術後やエイズ治療による消耗症候群、てんかん、緑内障による眼圧上昇、喘息の治療などに使われています。医療大麻による治療を受けていることを証明する医療大麻カードを持って州が運営している配給所に行くと、適量を処方してくれるのです。さらに治療目的に自家栽培を許可している州さえあります。

特に多発性硬化症による筋肉の痙攣や痛み、エイズ治療やガン手術・放射線治療にともなう悪心、吐き気、消耗症候群、あるいは緑内障の眼圧低下には、現状では医療大麻以外の有効な治療法がないとされます。

このほかにまだ認可はされていませんが、研究が進んでいる分野としては、アルツハイマー症の治療、心的外傷後ストレス症候群（ＰＴＳＤ）、ＡＤＤ（注意欠陥障害）、ＡＤＨＤ（注意欠除・多動症）といった精神障害、さらにはガン細胞を抑制する効果などが報告されています。

極めつきは、意外に思われるかもしれませんが、医療大麻はアヘンやヘロイン、向精神薬の依存症治療に使われています。覚せい剤や向精神薬は、使用をやめると精神的、肉体的に強い苦痛をともなう離脱症状に襲われます。このため自分の意思でやめるのは難しくなります。これに対して医療大麻は、断薬にともなう精神や身体の痛みを緩和し、脱薬に導くことができるのです。

精神を荒廃させ、人を破滅に導く危険な薬物どころか、薬物の危険から救ってくれる治療薬なのです。

医療大麻を覚せい剤や向精神薬と同列に見る規制当局のあやまりが、こういうところにも表れています。

マリファナやハシシュでも依存症をきたすことはあります。それは比較的に軽度なもので自分の意思でやめるのは難しいことではありません。まして医師の診断のもとで医療用として処方される場合、依存に陥らないよう摂取をコントロールすることが可能ですから、依存の問題は防げるはずです。

治療薬としては、乾燥させた大麻の葉をタバコのように紙に巻いて火をつけて吸う方式と、エキスを霧状にして吸いこむベポライザー式、また成分抽出して製剤にしたもの、成分を化学合成したものなどがあります。

実際に製品化されているものとしては、イギリスのGWファーマシューティカルズが開発した「サティベックス」が有名です。この製剤は天然大麻の抽出物から作られ、多発性硬化症の患者の約半数に痙攣の症状の改善が見られたといいます。

開発されたのは2005年ですが、イギリス国内では規制の関係で発売できず、先にカナダで発売し、5年遅れて2010年にイギリス本国で承認されました。

このように各国では続々と医療大麻が解禁され、医薬品としての大麻の可能性に注目が高まっています。

しかし日本ではいまだに医療用としても使用禁止であり、海外では現に患者へ処方されているこれらの医療品を輸入して使うことすらできません。

国内で未承認の医薬品であっても海外で一定の治験が見られれば、普通は医師の診断のもと処方してよいことになっています。けれども、医療大麻だけは例外なのです。

医療大麻の分野では、すでに先行している各国では続々と国際特許を取得している最中です。将来的に日本で医療大麻が解禁されても、そのころにはすでに主要な特許は海外の医薬品メーカーに押さえられている状況になるでしょう。したがって、日本ではこれら医薬品を輸入するしかなくなるはずです。

こうした事態を避けるため、大塚製薬は2010年から、GWファーマシューティカルズ社と協同で、中枢神経疾患およびガン領域におけるカンナビノイドの共同研究契約を締結しました。国内では大麻取締法のため研究活動ができないが故の苦肉の策なのです（注・32ページで述べたように、2019年、治験として適切な医師の管理の下、大麻の使用を認める国会答弁がなされている。日本の医療大麻の解禁も突破口が開かれています）。

放射性物質による汚染を浄化する可能性もある

これまでヘンプの産業利用、医療分野での活用の可能性について見てきました。もう1つ、ヘンプの大きな可能性が指摘されているのが、「ファイトレメディエーション」です。

ファイトレメディエーションとは、植物が根や気孔から水分や養分、大気を吸収する能力を利用して、土壌や地下水中、大気中の汚染物質を吸収して植物内に取り込み、分解する技術のことを言います。

セイヨウカラシナを植えて重金属を取り除く方法や、重油で汚染された海に微生物を撒（ま）いて分解させる方法などがよく知られています。いまもっとも注目されているのが、ヘンプによって放射性物質で汚染された土壌を改良するというものです。

これは実際、1986年、当時のソ連領ウクライナで起こったあのチェルノブイリ原発事故の後の土壌改良として実験的に使われました。

ヘンプを土壌改良に使うという方法は、実は日本でも昔から行われています。

硝酸態窒素は、消費者が喜々として買う、青々とした、見てくれのいい野菜や飲料水から身体に侵入する。腸内バクテリアが硝酸塩を血液のヘモグロビンと化合させてメトヘモグロビンを作り出す。酸素の運搬を妨げ、致命的なメトヘモグロビン血症という病気になり窒息死することがある。謎の死いわれるブルーベビー症候群、米国ではベビーベッドの中で死んでいるので「寝台死」と呼ばれている。幼児は特にかかりやすい。妊婦は流産する。１９９６年米国イリノイ州で発見されて以来、日本では何の手も打たれてこなかった。

北海道ではこの硝酸態窒素の土壌汚染をなんとかしなければと、北見農業試験場で4年間かけて実験をした。何と解決策は「大麻の栽培」とでた。因みにデータを示すと、10アールあたり大麻27kg、そば17kg、トウモロコシ６kgであり大麻は硝酸態窒素の吸着率が高いばかりでなく、重金属も含め土壌改良に大きく貢献することが明らかになったと、大麻草が硝酸態窒素をいかに効率よく吸着するかを紹介している。

農地への肥料の過剰投入が、硝酸態窒素による地下水汚染を引き起こしており、実際、清楚(せいそ)な水が流れる、観光地・上高地、大王わさび園がある安曇野(あずみの)をかかえる松本盆地でも地下水汚染が始まっている。この硝酸態窒素よる地下水汚染は、目に見えない新たな公害と言える。

（中略）

大麻草は戦前の農家では普通に作られていた作物でありさまざまに活用された。食糧・

飼料・肥料・土壌改良に活用すべき有用植物として他の農作物と同じように、栽培規制のない大麻草栽培の再興が望まれる。

〈藤原書店発行・季刊誌「環」Ｖｏｌ・40、今野時雄氏論文より〉

私は以前から、ヘンプはケガレチをイヤシロチにすることができると見ていましたが、どうもそれが科学的に裏付けられそうです。

人間が放射能をばら撒き、化石燃料を大量に燃やし、化学薬品を撒き散らして汚してしまったこの地球を浄化してくれる、ヘンプにはそんな神秘的な力があります。だから日本人は、ヘンプのことを「神が与えた神聖な植物」として大切にしてきたのです。

そんなヘンプに〝恐ろしい麻薬〟というレッテルを貼り、いっさい使わせないどころか、真実を国民から遠ざけようとする大麻取締法という法律を一刻も早く廃棄させなければならない、最大の理由がここにあると思うのです。

第3章

なぜ大麻は規制されたのか、その真実

国際的な麻薬規制に乗り出したアメリカの思惑

前章までで見てきたとおり、大麻・大麻草は危険な薬物どころか、産業用、医療用として非常に価値の高いものです。特に、これからますます深刻化する環境問題を解決するカギになる可能性を秘めている植物です。

なぜ、そんな植物が所持や栽培を禁じられることになったのでしょうか。大麻の持つ精神変容成分が問題なら、嗜好品としての使用だけを禁止すればいいのに、なぜ産業利用の栽培や所持までに制限を加えるのでしょうか。さらに言えば、その嗜好品でさえ諸外国ではすでに解禁、ないし規制緩和する方向へと進んでいるのに、日本ではいまだに厳罰をもって厳しく禁止する政策を堅持しているのでしょうか。

ここでは、大麻問題を追及してきたジャーナリストで、国際的に大麻が規制されていった経緯、日本で大麻取締法が成立されたいきさつについて追及した『大麻入門』（幻冬舎刊）を著している長吉秀夫さんの解説を交えて、それらについて見ていきましょう。

そもそも、大麻が規制されたいきさつには、多分に政治的な要素が色濃く反映されています。

その端緒は1900年代の初頭、アメリカが国際社会にアヘンの生産や貿易についての取り決めを行う会議の開催を呼びかけたことに始まります。

それまで世界の国々、とりわけイギリスやフランスなどの西欧列強では、戦略物資として麻薬を活用してきた歴史がありました。中国大陸を舞台にしたアヘン戦争（1840～42年）では、中華文明が4000年にわたって築き上げた富を吸い上げるために、イギリスが戦略的にアヘンを大量に流し込み、清の国力がこれによって急速に衰退したことはあまりにも有名です。

中国ではもともとアヘンを医療品として使っており、娯楽目的で使われる習慣はありませんでした。しかし、数十年におよぶアヘン貿易の末、すっかりアヘンが国内に蔓延してしまいました。戦争終結後の1870年から1890年のわずか20年間で中毒患者が人口の5％から20％に増加したといいます。

アヘンは、麻薬の中の麻薬と呼ばれる覚せい剤「ヘロイン」の原料ともなる物質です。治療用として適切に使えば問題ありませんが、濫用すれば強い幻覚作用を起こし、ひどい虚脱感で動けなくなり、精神を病む危険な薬物です。

そんなアヘンに国が侵され、富を搾取されつくした中国の惨状を目の当たりにしたアメリカが、「もう麻薬を戦略物資に使うのをやめよう」と提案したというのが表向きの理由です。

アメリカの本当の目的は、植民地政策に代わる新しい世界戦略を打ち立てることでした。暴力的な搾取による植民地支配の網を世界に広げていたイギリスやフランスに対し、もともと西欧の植民地だったアメリカは、違うアイデアを考えていました。

「それは資本の力によって世界を支配するという新しい方法です」（長吉さん）

植民地を力でねじ伏せ、富を吸い上げるだけなら、やがてその国の国力は疲弊して絞り取れるものがなくなってしまいます。国内のひどい惨状に対する怒りは宗主国に向けられ、激しい独立戦争を招くのは必定です。結果、植民地支配がいつまでも続かないことは明白でした。

そこでアメリカは、植民地化されて疲弊している国を独立させ、経済力を育てていくことによって自国資本の市場とする国家戦略を描いたのです。

これは、資本効率から言えばまったく理にかなった話です。すでに成熟している大きな会社に投資してもたいして資本は増えないのに対し、小さな会社のうちに買い取り、商売のやり方を教えて大きく育てていくことによって、資本は数百倍にも数千倍にも膨れ上がります。これと同じで、国力の小さな途上国から少ない資本を吸い上げるより、大きく育てて資本を還流させることのほうが断然に得なわけです。

この戦略のために、西欧列強に植民地支配されていたアジアやアフリカ、南アメリカの各国を独立させ、支配の道具となっていた麻薬を封じ込めることが絶対に必要でした。

麻薬を蔓延させて、富を簒奪（さんだつ）する西欧のひどいやり方は、国際社会からも非難が上がっていたので、アメリカに同調する声は多くありました。そして1912年、アヘンをはじめ、ヘロインやモルヒネ、コカインの製造、販売、貿易を規制する万国アヘン条約が締結されます。

このときはまだ、イギリスやフランスの猛反対によって各国の批准は進まなかったものの、その2年後に第1次世界大戦が勃発(ぼっぱつ)。ヨーロッパが戦場になったこの戦争によって、西欧列強の国力は目に見えて衰退しました。

これに代わって、資本の力により世界のリーダーとして台頭し始めたアメリカは日の出の勢いで、国際的な影響力でも西欧を逆転。そして、1924年から25年にかけて行われた第2次万国アヘン会議において、イギリス、フランスの批准も取り付け、国際的に麻薬の封じ込めに成功したのです。

捏造されたマリファナの脅威

植民地支配を軸とする帝国主義に代わる資本を軸とする経済覇権を目指したアメリカが、西欧の支配力の1つとなっていた麻薬を封じ込めることでその力を削いでいったのはいいとして、大麻がなぜここに加えられたのでしょうか。

アヘンをはじめとする麻薬を国際的に取り締まっていこうとアメリカがやっきになっているころ、アメリカ国内では同時期に、例の悪名高い禁酒法の時代を迎えていました。

1917年に禁酒法が連邦議会を通過してから16年後の1933年まで、禁酒法が施行され、アルコールの摂取は非合法になったのです。

これに先立つ1914年、アヘンやコカインなどの麻薬を取り締まる法律の「ハリソン麻薬法」が成立しています。このときには大麻は規制対象に入っていません。それが、禁酒法の廃止と入れ替わるように成立した「統一麻薬法」（1932年成立）に大麻が組み入れられることになりました。

背景には、アルコールが禁止されてしまったアメリカ国民が、その代用として大麻を愛好するようになったことがあります。しかし、「アルコールの代用になるからだめ」だけでは大麻を禁止する根拠になりません。

そこで、規制当局は、大麻が危険な薬物であるとするネガティブキャンペーンを展開します。主導したのは連邦麻薬局のハリー・J・アイスリンガーという人物です。この人は、同局長官を30年間以上も務め、アメリカの麻薬政策を1人で担い続けました。1つの役所の責任者を、これだけ長く務めるのは民主国家としては異例です。日本でさえ、関係業界との癒着を避けるため、各行政機関の責任者は数年で入れ替わるのが普通です。

その異常な任期の長さも含めて、虚偽の事実までひっぱりだして執拗に大麻の取り締まりを議会に働きかける姿勢などに疑問が集まり、何かとその背景がささやかれる人物です。

次の一文は、『マリファナはなぜ合法なのか』（S・フォックス、P・アーメンターノ、M・トヴェルト著、三木直子訳、築地書館刊）に描かれたアイスリンガーのネガティブキャンペーンの様子です。

連邦麻薬局は、マリファナの喫煙はヒスパニックを婦女暴行その他の見境のない暴力に走らせる、と警笛を鳴らした。また、連邦麻薬局によって、「彼らの性欲が刺激され、恐ろしい犯罪につながる」というニュースが流布された。「幻覚や幻聴が起こり、それから逃れようとして突如凶暴化し、人を殺す」というのである。白人系アメリカ人の多くがもともともっている人種偏見を利用して、アイスリンガーは、こうした暴力行為は主に白人女性に向けられている、と強調した。

さらに、アイスリンガーは、メキシコ人「麻薬行商人」はしばしば、学校帰りの子どもたちにマリファナ煙草の無料サンプルを配っている、と主張。「子どものいる人は要注意です！　あなたの子どもは、麻薬入りの煙草、マリファナという新たな危機に晒（さら）されています」と、有名な連邦麻薬局のラジオ放送でアイスリンガーは演説した。「若者は麻薬の奴隷となって耽溺（たんでき）を続け、いずれは精神的に衰退し、狂人となって凶暴な犯罪や殺人に走るのです」

このようなキャンペーンがラジオ、新聞で執拗に展開され、やがて世論は「大麻禁止」に傾いていくのです。

日本でもアメリカでも、大麻の摂取を直接の原因とする暴力事件の報告は1つもありません。科学的な立場で客観的に大麻を論じた『マリファナの科学』（レスリー・L・アイヴァーセン著、伊藤肇訳、築地書館刊）では、「マリファナはその使用者をリラックスさせ、気持ちを落ち着かせるが、アルコールはときとして攻撃的で暴力的な行動を引き出す」と解説しています。

実際その後、ニューヨーク市で行われた大麻使用による社会的影響の大掛かりな実態調査によって、大麻と暴力性との関係はなく、継続使用しても精神への影響はないとする有名な「ラ・ガーディア報告」がなされています。

一九三八年九月一三日ニューヨーク市における大麻問題について、当時の市長フィヨレロ・ラ・ガーディアが、ニューヨーク医学アカデミーに対して、ニューヨーク市における大麻問題について科学的、ならびに社会学的な研究をするように、要請した。そこで、薬理学・心理学・社会学・生理学などの権威者たち二〇人が参加して『ラ・ガーディア委員会』が作られ、さらに警官六人が常勤者としてこれを助けて、系統的な大麻研究がおこなわれた。そして、一九四〇年四月から四一年にかけての研究の結果が一九四四年に発表された。そこでは、次のような結論が出されている。

1・大麻常用者は、親しみやすくて、社交的な性格であり、攻撃的とか、好戦的には見えないのが普通である。

2・犯罪と大麻使用との間には、直接の相関関係がない。

3・性欲を特別に高めるような興奮作用はない。

4・大麻喫煙を突然中止しても、禁断症状を起こさない。

5・嗜癖を起こす薬ではない。

6・数年に渡って大麻を常用しても、精神的・肉体的に機能が落ちることはない。


〈『心にはたらく薬たち』小林司著、人文書院刊〉

アイスリンガーが引き合いに出した、「大麻の吸引が凶暴な犯罪に駆り立てる」とする事実は単なる捏造（ねつぞう）か、そうでなければ極端に歪曲（わいきょく）されたものでしょう。つまり、嘘（うそ）までついて大麻を禁止にしようとしたようです。

アメリカが大麻を規制する真の理由

なぜアイスリンガーは、根拠のあやしい事実まで持ち出して、執拗に大麻を禁止しようとしたのでしょうか。

これにはいくつかの説があります。

1つは、主にメキシコ移民の文化だった大麻＝マリファナを禁止することで、移民を排斥したいからだと言われています。

アメリカも日本と同様に、大麻は嗜好品ではなく、主に産業用のヘンプとして栽培していました。そこに、吸引の習慣を持ちこんだのがメキシコ移民です。「マリファナ」という呼び名も、メキシコの言葉で「安いタバコ」の意味で使われていたものです。

ピューリタン（清教徒）の国として出発したアメリカ社会は、意外に厳格で保守的な考え方をするところがあります。メキシコの人たちは、陽気で開放的な南国気質のままに、昼間からマリファナを吸っていい気分になって酩酊（めいてい）していたので、その様子を見た白人系のアメリカ人は「堕落している」と感じて嫌悪する風潮があったのです。

こうした社会的な空気を利用し、大麻を禁止することによって、いつでも好きなときにメキシコ移民を逮捕できるようにしたというわけです。

自国の国民が楽しんでいる嗜好品を取り上げてまで移民を排斥する、本当にそんなことをするのかというと、アメリカという国は結構こういうことを本気でやるようです。

禁酒法にしても、第1次世界大戦で敵国となったドイツ系の移民が当時の酒場を牛耳っていたことに対する反発が法案成立の背景にあったと、いまでは考えられています。

また現在でも、似たようなことが行われています。

アメリカではいま全米13州で、個人的な使用目的で少量の所持に限り大麻を非犯罪化する政策をとっています。ニューヨーク市もそうですが、実際には少量の大麻所持で逮捕されている人が年間で5万人もいます。なぜこんなことになっているかというと、非犯罪化を認めた条文の、「公衆の前で大麻を所持した場合は、少量であっても軽罪として処罰する」という項目にからくりがあります。

警察は、街頭で若者を引きとめて職務質問を行い、「ポケットの中の物を出せ」と言います。相手が大麻を取り出したところで「公衆の前で大麻を所持した」と言いがかりをつけて逮捕しているのです。少量の所持は合法ですから、大麻を持っている人はかなりの確率で存在します。ランダムに声をかけるだけで、警察は労せずして検挙数を上げられるというわけです。これでは法の乱用もいいところです。

しかも警察に批判的な見方が強いのは、特に黒人やラテンアメリカ系の住民が多い地区で頻繁にこうした取り締まりを繰り返していることです。人種差別がその背景にあるのではないかと指摘されるゆえんです。

いまでもアメリカでは、安価で質のよい労働力を確保するために、大麻使用者を計画的に逮捕しているのではないかという疑惑がささやかれています。

アメリカでは刑務所の中で受刑者が生産する製品が大きな産業になっており、その生産を主に担っているのが比較的に軽犯罪の受刑者です。

覚せい剤などほかの薬物犯は身体や精神を病んでしまうことが多いため、労働力にならず、むしろ加療が必要です。殺人や強盗などの重罪犯は、反抗的で粗暴なので何かと面倒を起こし、管理が大変です。その点、大麻の使用者は普通の市民がほとんどで、身体も精神もいたって健康です。よい労働力になり、しかも大麻の潜在的な常用者は大変に多いので、警察がその気になれば必要なだけの人数をいつでも計画的に逮捕できるというわけです。

別の説としては、禁酒法の廃止により、大量に失業することになりそうだった捜査官の雇用確保のために、新たな禁止物質が必要だったとも、アルコールの解禁に乗じた酒類メーカーがアルコールの代替になっていた大麻を禁止するよう働きかけたとも言われています。

ただ、これらは、アメリカ国内で大麻潰（つぶ）しをする理由にはなっても、世界にまで規制の網を広げる必要はないはずです。

そこでささやかれるのが、石油資本と結びついた政府、行政による世界戦略の一環となったという説です。

石油資本のライバルとなるはずだった大麻産業

石油資本とアメリカ政府の癒着説を最初に唱えたのはアメリカの作家、ジャック・ヘラーでした。

ヘラー氏は、著書『大麻草と文明』（築地書館刊）の中で、

・一八二〇年代までアメリカでは、あらゆる織物と繊維の八〇％が主として大麻繊維で作られていた。
・一八八三年まで、世界の全ての紙の七五～九〇％は大麻繊維で作られていた。
・大麻の実油は、主としてデュポンによって製造される合成の石油化学の油で置き換えることが可能だった。

など実例を挙げ、石油を原料に作られた繊維やプラスチック、燃料などがことごとくヘンプから製造される製品に置き換え可能であること指摘しています。

当時、アメリカは石油化学製品を主要な戦略物資として、国家戦略を展開していたからです。

西欧になり代わって、世界の覇権を狙っていたアメリカは、まず麻薬の使用をやめさせてイ

ギリスやフランスの力を削ぎ、ついでこれらの国の富の源泉となっていた繊維産業に注目しました。

すでに述べたように、イギリスやフランスの富の源泉になった輸出品がコットンでした。これに代わるものとしてアメリカでは、まだ新しい技術だった石油化学を使って、まったく新しい繊維であるナイロンを開発します。

さらに石油は、プラスチックや化粧品などあらゆる製品を石油から作り出すことができ、自動車社会の到来とともに、主要なエネルギーとしてその価値が高まり、石油を握るものが世界の経済を握るという状態になっていくわけです。

このとき戦略物資として石油化学製品を打ち出すために、邪魔になったのがヘンプです。ヘンプから採れる良質なセルロースは、多様な使い道がある繊維として重宝されていました。さらにプラスチック、化粧品、樹脂、エネルギーとしても活用でき、ことごとく石油化学製品と市場で競合することが見えていたのです。

そこで産業界と政治家が結託して、ヘンプ製品が台頭する前にその芽を摘んだんだというのがヘラー氏の主張です。

あくまでも憶測に過ぎませんが、アメリカが20世紀、石油を握ることで世界の経済をリードしてきたのは事実です。ヘンプからできる製品がことごとく石油製品に対抗しているのも本当です。そして、石油に代わる代替原料としてヘンプにいま再び脚光が当たっていることも間違いありません。

とすると、州レベルではどんどんと大麻規制が緩和されているのに、アメリカ連邦法ではいまだに、大麻を厳しく規制しているという矛盾した状況を生んでいるのも、こうした無理が残っている故のものだと思えます。

州政府は、市民の生活に密着した行政サービスを行うところですから、科学的な視点で常識的に考え、個人使用のためのわずかな量の所持をめくじらたてて禁止するほどでないのなら、ヘンプを産業や医療へと大いに利用しようという現実的な政策を選択する傾向があります。これに対し、国家的な戦略として、真実を捻じ曲げてでもヘンプをあくまでも危険な薬物＝マリファナとして扱い、生産や流通をしにくくすることで、石油化学産業の利権を守ろうとする中央政府という構図が生まれたとしても不思議はありません。

なぜアメリカ政府があくまで大麻を目の敵にしてきたのか、その本当のところは残念ながらわかりません。しかし少なくとも、大麻は国民の健康に害を及ぼす危険な薬物だから禁止したのではなく、政治的な目的で禁止していることは間違いないと言えそうです。

日本における大麻規制の始まり

日本における大麻の規制の歴史は、1925年から始まります。

アメリカが国家戦略として麻薬の製造や販売、貿易を規制するために開いた第2次万国アヘン会議に日本も出席しており、万国アヘン条約を批准したからです。

そして1930年に万国アヘン条約に従って、「麻薬取締規則」を制定し、ケシ、コカ、およびその製品であるアヘン、コカインに加えて、インド大麻についても規制を加えました。

この「インド大麻」というのが重要なところです。日本ではこのとき、インドから輸入した大麻を医薬品として使っていました。これに対して、国内で栽培していた大麻草は、衣料用素材や下駄の鼻緒、畳の縦糸として、あるいは神社の注連縄や御幣として使用していたものだったのです。薬物として使う習慣はなく、「インド大麻とは別のもの」という理解だったのです。

ただ、条約に規定されている「大麻」は、インド大麻だけを特定したものではありません。にもかかわらず、日本では国内産のものはこれまでどおり栽培も販売も自由にでき、取り締まりの対象にしなかったのは、インド大麻と国産大麻は産地が違うだけで実は同じ大麻だということを単に知らなかったのか、それともあえて知らないふりをしたのでしょうか。

長吉さんによれば、「おそらく、わざと知らないふりをしたのでしょう」ということです。

日本では、大麻を嗜好品として使う習慣はありませんでした。大麻を加工する過程で薬理成分が自然に蒸発することで、作業中に「大麻酔い」という状態になることを麻農家は経験上知っていたので、タバコの代用として吸っていた人は実際にいたようです。ただ、一般的な習慣として広まることはなく、販売ルートも存在しませんでした。

もちろん、大麻の吸引による健康被害や暴力沙汰(ざた)などの問題になることもなかったので、規制する必要性を感じなかったというのが実際のところでしょう。

その半面、大麻は産業用として欠かせない素材で、農家の貴重な収入源であったことから、これを規制するとかえって問題が起こります。そこで当時の行政機関としては、「条約で規制しているのはインド大麻で、国産とは違うもの」という方便を使って、農家が大麻の栽培と販売を続けられるようにしたようです。

1930年の麻薬取締規則によって、一応はインド大麻を規制対象とした日本です。ところが、国内産の大麻は栽培や流通を減らすどころか、国家によって奨励されていました。

通気性がよくて丈夫な麻繊維は、軍服やロープなどの軍需品に欠かせない素材であり、富国強兵を進めていた日本にとっては重要な物資だったのです。

そんな事態が一変したのは戦後でした。

日本を弱体化させる政策の1つだった

1945年8月、終戦を迎えるとともに、日本はGHQによる統治下に入ります。国政はすべてGHQから出される「メモランダム（覚書）」と呼ばれる指示書に従って進められました。

GHQは「連合国軍最高司令官総司令部」というのが建前でしたが、実際にはほとんどがアメリカ軍で占められ、事実上、アメリカによる統治下にあったのはご存じのとおりです。

そしてこのとき、GHQは、いろんなことをやりました。ずいぶん変なこともやりましたし、やろうとしました。

マッカーサー将軍は手始めに靖国神社を潰してドッグレース場にしようとしたり、日本人全員をキリスト教に帰依（きえ）させようとしたりしました。これらは失敗しました。

一見、何の脈絡もなく、思いつきであれこれ指示していたように感じる、おかしなGHQの占領政策ですが、調べているうちに実はある一貫した意思に基づいて、考えられた政策なのだと思えるようになりました。

それは、

「GHQは日本人の精神的バックボーンを取り去り、日本から人材が輩出しないようなあわれな国に意識的にしたかったようだ」

ということです。

このためにGHQは、3つの重大な施策を打ったと思うのです。

1つが学制改革です。なかでも旧制高校の廃止です。日本人の将来を担うエリートから、大志、哲学、自由という旧制高校の特質であった3つの大事な条件を、これを廃止することで取り去りました。

旧制高校では「正しい人としての生き方＝哲学」をまず勉強したはずですから、人材の基礎が、10代後半に身についたのです。このシステムを失ったことは、日本にとって極めて大きな損失となりました。

かつて李登輝さん（彼は台北高校から京大の農林経済学科に進んだ人で、京大の農林経済学科を卒業した私の10年ほど先輩になります）と台北の総統府で会ったとき、「戦前の日本を作ったのは旧制高校の制度を含めた学校制度にある」と詳しく話してくれたのを思い出します。

GHQの2つ目の大事な施策は官僚制度の温存でした。

1990年以前はまだ旧制高校の出身者が残っていたので、その人たちががんばって国のリードをしてくれたおかげで、日本は戦後に立ち上がって大きな発展を遂げました。しかし、彼らが現役を去ってしまった後は人材がいなくなったのです。

ＧＨＱが、「優れた人材が育たない土壌でのキャリア官僚制度は、属国支配のベストの制度となる」とまで考えたか否かはわかりません。しかし旧制高校出がいなくなった最近の日本の政治家や官僚の生態を見ていますと、ミクロには見事な占領政策だったと、マッカーサー将軍以下の占領当局者をほめてやりたくさえなります。いまの日本はまったくもって政愚と官愚の国です。

もう現役の官僚たちにはほとんど期待できません。いま第一線にいる政治家、サラリーマンタイプの大企業経営者などもほぼ同じです。彼らは日本を潰す可能性さえあります。我欲中心の人間が多くなったようです。

最近はっきりと政治家、キャリア官僚、大企業幹部の無能さがわかったのは２０１１年３月の東日本大震災でした。このとき日本は、かつてない自然災害に加えて、放射能汚染という未曾有の大ピンチに直面しました。さらにもう１つのピンチに見舞われていることを私たちは図らずも知ることになりました。それは、日本のリーダーである政治家たち、生活の基盤である行政機構を束ねる官僚、文明を支える電気を預かる電力会社（東電）幹部が、そろいもそろって驚くほど無能なことを知らされたのです。

たとえば地震直後、非常事態宣言をして株式市場を閉鎖すればよいと、少し経済がわかる人なら誰でも思うのですが、菅直人政権はそのままにしておきました。

案の定、震災後初めて市場が開く3月14日月曜日には日経平均633円安、3月15日は1015円安で、この2日間に株式だけで約50兆円の富が失われました。震災の被害から復興しなければならないというときに、いかにこの50兆円の損失が重いものであるか。政治家や官僚がもう少しましなアタマをしていれば、これは防げたものです。

どうして彼らが非常時に無能なのかは高橋洋一さんの著書『官愚の国』（祥伝社刊）を読めばよくわかります。「なるほど」と、私もびっくりしながら納得しました。

東京電力の幹部も無能をさらしました。事故に対応できずに、対応は常に後手にまわるばかり。それでいて都合の悪い事実はひたすら隠し通す。国がどうなるかわからないという瀬戸際なのに、いまだに自分たちの会社と権益だけを守ろうと汲々としているようです。

彼らは福島第一原発から離れた福島県庁や東京都心に対策本部を設け、自らは安全なところにいて、原発現場で決死の作業をする人や被災者たちのことは放りっぱなしです。旧制高校を出た人が幹部にいたのなら、こんな卑怯（ひきょう）なやからがトップ層にいることはなかったようにも思います。

事故発生から1年以上が経った現在でも、その姿勢に変わりありません。つい最近まで、福島第一原発の4号プールが宙づりになっている事実を隠していました。4号プールには原子炉3基分の燃料棒が収められています。それが震災で階下が破壊され、いつプールの底が抜けてもおかしくない状態です。慌てて補強工事をしていますが、いまだに放射能が強くて作業はなかなか進んでいません。大きな地震がくると、再びメルトダウンに陥る危険が迫っているのです。

そんななかに、東電は、料金の値上げを発表しています。もうすでに福島第一原発の事故は、天災による不幸な事故ではなく、自然災害の影響を意識的に甘く見積もって対策をとらなかった東電の失策による人災であることがはっきりしてきつつあります。

その反省もないままに、燃料代がかさんだからさっそく値上げするなどという厚顔無恥なことがなぜ平気でできるのか。怒るというより、本当にこの人たちの頭は大丈夫なのかと、正気を疑いたくなります。もう東電幹部には、狡猾に立ち回るという知恵もなく、正常な判断力さえ失われているように思います。

神道の力を弱めるために麻を奪ったGHQ

日本人の精神的バックボーンを取り去り、人材が輩出しないようにするためのGHQによる重要な政策の3つ目は、ほかならぬ大麻取締法の制定です。

大麻を禁止することで、石油化学産業のライバルとなりそうだったヘンプ産業を潰し、石油化学産業の利権を確保しただけでなく、この法律にはもう1つ重要な意味がありました。それは、日本人の心のよりどころとしての神道を奪うことでした。

旧制高校を廃止した上で、官僚機構を温存し、人格をともなわない無能な官僚が行政機構にのさばる状態を作り出すことにGHQは成功しました。しかしそれだけではまだ不十分だったのでしょう。日本人の精神性が息づいている限り、いつか在野で人材が誕生する懸念があります。

そこでGHQは日本人の精神的なバックボーンを取り去るために、あらゆる手を尽くしたもようです。

教育改革では日本人としての身の御し方を教えた修身、日本という国の成立を示した歴史、そして国土への愛国心を育む地理の教育を禁じました。

さらに戦前の思想書のたぐいをことごとく焼き払う焚書を断行し、思想家たちを公職から追放、あるいは投獄しました。新しく発行される新聞や書籍の検閲も行い、戦前の思想を賛美するものや、GHQに批判的な言論を統制したのです。

こうした目に見える強硬策に加えて、ソフトな文化政策も行いました。東洋思想家の安岡正篤（やすおかまさひろ）氏は、GHQの参事官から直接聞いた話として、GHQは財閥解体や軍国主義化の撲滅といった表の政策に対する補助的な政策として、「3S政策」とよばれる文化侵略を行ったと論じています。

3Sとは、スクリーン、セックス、スポーツのことです。娯楽性の強いアメリカ映画をたくさん持ちこみ、性的メディアを氾濫させ、スポーツを奨励することで、日本人を享楽に酔わせて堕落させるというものです。

この政策は、アメリカだけの専売特許ではなく、国民の目を政治から逸らすための、いわゆる「愚民政策」として、いままで各国で為政者によってたびたび実施されてきた経緯があります。

こうした日本人改造計画の中で、GHQが特に重視したのが神道の解体でした。

GHQがどこまで国家と神道の結びつきや、神道の本質を理解していたかは不明です。最近の分析によると多分に誤解していたらしいのですが、ともあれGHQは日本人の精神的な強さの源泉が神道にあると考え、国家と神道の結びつきを切り離し、また神道そのものを徹底的に弱めようとしました。

そのためにまず1945年12月15日、国家神道、神社神道に対する政府の保障、支援、保全、監督、および弘布の廃止を命ずる「神道指令」を出しました。政治家や公務員が神社に参拝するのは禁止、一般の人であっても集団で参拝するのは控えるように徹底させたのです。

本当は神道そのものを禁止したかったようですが、信教の自由を標榜している以上、さすがにそこまではできない。そこで神道の力を弱めるために、神道にとって重要な祭具であり、神聖な植物だった大麻も奪ったのだと思います。

この試みは完全に成功したわけではありませんが、ある程度の効果は上げたようです。

1945年10月12日、GHQからある1通のメモランダムが出されました。「日本に於ける麻薬製品および記録の管理に関する件」と題された指令が、今日の大麻取締法制定につながる始まりとなりました。

このメモランダムは、日本国内での麻薬の製造、販売、輸出入を禁じるものです。

日本がポツダム宣言を受け入れてから、まだ2カ月も経っていません。確かに敗戦の虚脱感から退廃的な空気が国内に蔓延(まんえん)し、軍が管理していた麻薬が横流しされるなどの問題があったものの、そんなに慌てて禁止しなければならないほど緊急性はなかったはずです。後にヒロポンなどの乱用が問題になるのは、むしろ戦後復興が始まって、仕事に追われるようになった労働者が、疲労回復薬として頼るようになった1950年ごろのことでした。

そもそも、これに先立つ1925年、前述した第2次万国アヘン会議条約を批准(ひじゅん)しており、アヘンやコカインをすでに規制しています。

なぜ、GHQは改めて麻薬規制を指令する必要があったのでしょうか。そこには、大麻を禁止したい意図があったとしか思えません。

前述したとおり、第2次万国アヘン会議条約に従って、日本でも麻薬取締規則ができ、この中で大麻も対象にしていますが、あくまで「インド大麻」を規制したもので、それまで国内で栽培されていた国産大麻は相変わらず自由に栽培し、流通していました。

これをGHQは禁止したかったのだと思います。

131ページにあるのは、GHQがこのとき発令したメモランダムの全文です。

日本人に大麻草を持たせたくなかったようだ

メモの原文を見ると、大麻のところだけ「Marijuana（カンナビス・サティバ・エル）」とカッコつきでわざわざ注釈を加えています。

マリファナは、大麻草から精神変容成分のある葉や花穂をよりわけて乾燥し、タバコのように吸えるようにした製品であり、カンナビス・サティバ・エルとは植物そのものを指します。

本来なら、嗜好品としてのマリファナだけを禁止すればよく、植物としての大麻草の栽培や所持まで禁止する必要はありません。ケシやコカはほぼ嗜好用途、医療用途しかないのに比べて大麻は主に産業用です。それにもかかわらず、カンナビス・サティバ・エルとわざわざ名指しで栽培や所持を禁じました。

GHQはとにかく大麻を日本人に持たせたくなかったようです。

一九四五年一〇月一二日

日本帝国政府宛覚書

終戦連絡中央事務局経由

日本に於ける麻薬製品および記録の管理に関する件

1 麻薬の種子および草木の作付け、栽培、生産を禁ずる。現在、作付け、栽培、あるいは生産されている麻薬の種子および草木は、ただちに処理し、遺棄すること。処理された量、日付、処理の方法、場所、その耕地あるいはその地域の土地の所有者は、30日以内に連合国軍最高司令部へ届け出さなければならない。

2 何人たりとも麻薬の輸入をしてはならない。ただし、連合国軍最高司令官の許可があればこの限りではない。

3 麻薬の輸出並びに製造を禁ずる。

4 未加工、半加工、あるいは喫煙用のあへん：未加工および半加工のコカイン；ヘロイン、および大麻（カンナビス・サティバ・エル）の備蓄については、その製造販売をここに禁ずる。また、連合国軍最高司令官の許可なくしてそれらおよびそれらに関する帳簿や記録を、移動、遺棄、使用および販売することを禁ずる。

5 麻薬の取扱に関するあらゆる現存記録は保存しておくこと。

6 定義

a) 麻薬とは、あへん、コカイン、モルヒネ、ヘロイン、大麻（カンナビス・サティバ・エル）、それらの種子と草木、いかなる形であれそれらから発生したあらゆる薬物、あらゆる化合物あるいは製剤を含む。

b) ヘロインはそのあらゆる派生品、合成品、塩、化合物あるいは製剤を含む。

c) 人とは医師、販売業者、薬剤師、政府による専売事業、およびその他のあらゆる個人、貯蔵所、合名会社、株式会社、非法人企業または事業提携者、またそれらに責任を持つすべての構成品を含む。

総司令官に代わり：

高級副官部

高級副官補陸軍大佐

H・W・アレン

（訳：三木直子）

ＧＨＱの指令に、行政機関は大いにとまどいました。

前述のとおり、日本では大麻は繊維の原料であり、麻薬のような危険な代物ではありませんでした。ほとんどの日本人はそんな利用法があることさえ知らず、吸っていた人の中でさえ、健康や精神への被害、あるいは暴力事件などの問題があったわけではありません。

何の問題も起こしてない植物の栽培、所持を禁止することに、当時の日本の官僚が違和感を覚えたのも当然です。あまつさえ本当に禁止してしまえば、農家の貴重な収入源を断つことにもつながります。

そこで、当時の官僚はＧＨＱの指令に抵抗を試みました。

「当時の資料を見ると、行政官僚たちはなんとか大麻農家を守ろうとあの手この手で抵抗したようです。メモにある『現在、作付け、栽培、あるいは生産されている麻薬の種子および草木は、ただちに処理し、遺棄すること』という指令を重ねて要求されたときにも、『いまの時期はもう収穫が終わって次の作付け前だから、処分すべき大麻はない』と言い訳してかわしています。地元麻農家の意を受けた国会議員と厚生技官の国会でのやり取りなどをみても、『大麻産業をどうやって残すか』に腐心している様子が伝わってきます」（長吉さん）

当時のＧＨＱの指令は絶対だったのです。にもかかわらず、官僚はＧＨＱに唯々諾々と従っていたのではなく、なんとか日本の国益を守ろうと知恵を絞り、汗を流していました。アメリカ政府も行政も何も言っていないのに、アメリカの顔色を異常なまでに気遣い、進んでその意向を忖度(そんたく)するような政策を、日本の国益や日本人の幸せを無視してごり押しするいまの官僚とは大違いです。戦前の教育を受けた優秀な官僚がまだ残っていた時代だったのです。

官僚の抵抗にGHQの態度も次第に軟化し、最終的に産業用の原料として必要だった茎と種子部分については規制対象外とし、栽培も許可制とすることで全面禁止を免れることができました。

こうして1948年7月、大麻取締法が施行されます。

後にこの法律には立法趣旨がなく、栽培と所持は禁止なのに使用が禁止されていないなど、いろいろな不備が指摘されています。これはGHQにごり押しされたために仕方なく法律を作っただけで、占領が終わったら廃止してしまおうと考えていたようにも思えます。

事実、日本の主権が回復して以降、GHQ統治下で禁止、廃止されたほとんどのものは、形を変えて復活していきました。

大麻取締法もその流れの中でいずれは廃止されるものだったはずです。

規制するのに有害性の調査すらしていない

とりたてて被害も発生していない上に、既存の麻農家の経営を苦しめるだけで、日本人にはなんの利益もない法律でした。それなのに主権を回復した後も廃止になることなく、規制は継続され、むしろ罰則や運用が強化されていくことになったのです。

もちろんこの間に、大麻の乱用が問題になったわけでも、大麻の使用を原因とする健康被害が続出したわけでも、大麻利用者による犯罪が多発したわけでもありません。

覚せい剤であれば、いったん依存に陥ると本人の意思では抜け出せなくなり、やがて身体や精神の健康を著しく害するという明らかな被害が発生します。さらに社会性や道徳観念が低下し、薬欲しさに犯罪を重ねる、もしくは薬物の影響で錯乱状態に陥り暴力をふるうといった第三者に対する被害を発生させます。加えて覚せい剤の密売を資金源とする暴力団などの非合法グループを利することになります。このような深刻な被害を発生させる覚せい剤の濫用は、決して許してはならないと思います。

しかしながら大麻の場合、覚せい剤に相当するような被害はありません。

今回、この本の原稿を書くにあたって、大麻無害論が本当かどうかを確かめるために、厚生労働省、警察庁などに大麻と健康被害、大麻と犯罪についての因果関係を示すデータの提供を

求めたところ、返ってきた答えはいずれも、

「そのようなデータは存在しない。過去に調べたという話も聞かない」

ということでした。

いま厚労省や警察は、「大麻は危険な薬物で、免疫力の低下、白血球の減少などの症状を引き起こし、長期使用によって異常行動の発現や思考能力・学習能力の低下を招き、はては精神を錯乱状態に陥れ、普通の社会生活が送られなくなるだけではなく、犯罪の原因となる」などと喧伝しています。それなのに、そのようなデータは厚労省も警察もいっさい持っていないというのです。

法律の成立時からして、大麻が社会問題になっていたわけでも、被害の実態があったのでもなく、GHQから「規制しろ」と命令されたから仕方なく法律を作っただけのようです。その後も、大麻にどのような毒性があるのか、長期使用によって人体にどんな影響を及ぼすのか、暴力や犯罪との結びつきはあるのかといったことを調査したことは一度もありません。つまり被害の実態があるのかないのか、わからないままで規制していることになります。

ではいったい何を根拠に、「大麻は危険な薬物であり、身体や精神を害し、犯罪につながる」と言っているのでしょうか。

少なくとも国内でそのような事実が確認されたことはないので、海外の調査結果やデータを

見てみます。アメリカ、イギリス、フランス、オランダなどで、社会調査や疫学的調査を行った結果、麻薬に類する毒性があるとする調査・分析結果と、ほとんど害がないとする報告の両方が存在しています。

規制をしたい当局側は、そうした報告のうち、規制のために都合のよいものだけを取り上げているに過ぎません。もちろん大麻の解禁運動をしている人たちは、無害説を支持する報告を重視する傾向があるわけで、それは言論の自由によって認められています。これに対して、日本の規制当局の立場としてはあくまでフェアであるべきで、最初から「規制ありき」としている点が問題なのです。

冷静な視点で見ると、大麻に毒性があるのは事実のようです。しかし、毒性があるから規制しなければならないというわけではありません。アルコールやタバコがそうであるように、リスクを承知の上で利用し、かつ使用者個人の意識によって適正な利用をコントロールできるなら、規制する必要はないはずです。

問題は本当のところはどうなのか。安全なのか、それとも危険なのかということではないでしょうか。しかもそれを調べる方法は、いくらでもあるはずです。

いままでも年間2000人ほどが大麻取締法違反で逮捕されています。その2000人について、医師による診察を行い、身体や精神になんらかの異常が見られるかを調べることは簡単なことだと思います。また逮捕時の情報分析や犯罪歴などの調査によって、大麻の使用と犯罪の因果関係を見出すことも可能なはずです。

しかし、そうした調査を厚労省も警察もかつて実施したことはなく、今後もする予定は「ない」としています。これでは調査をすれば、大麻にたいした毒性はないし、犯罪とも結びつかないという事実が明らかになってしまうからだと勘ぐりたくなります。

大麻取締法が成立したときに、当時の官僚はいずれGHQが引き上げたら、この法律を廃止しようと考えていたはずです。しかし戦後、復興に歩み始めた日本は、めまぐるしい変化の中でいろいろな問題が山積していました。

当時は、いまほど大麻の価値が認識されておらず、既存の麻農家には栽培許可がもれなく発行されることになっていたので、急ぐ必要に迫られなかったのかもしれません。後回しにしているうちに、だんだんと法の運用が変な方向へ定着していき、いつの間にか前例に倣って盲目的に取り締まりを継続するようになっていったものと思われます。そのうち誰も止める人がいなくなってしまったのでしょう。

その政策が日本のためになるのか、国民の幸せにつながるのかという本質的な議論を意識的に避け、ただ現状の政策を維持継続することそのものに、異常なまでに固執する。その官僚体質がここでも発揮されているようです。

年間2000件もの検挙数を上げている大麻取締法が廃止されることは、検挙数の大幅削減につながりますので、法の改正につながりかねない実態調査などはしないようです。

危険という根拠もない

そもそもどういう治験をもとに、大麻が危険と判断しているのでしょうか。

規制薬物について審議している厚労省薬事・食品衛生審議会会長で薬事分科会会長を務める望月正隆委員（当時東京理科大学薬学部教授）、指定薬物について審議する指定薬物部会員を長く務めている厚労省国立精神・神経センター（現・国立研究開発法人国立精神・神経医療研究センター）精神保健研究所薬物依存部長の和田清委員に問い合わせてみると、返ってきた答えは、

「大麻の研究をしたことはなく、情報も持っていないので、お答えのしようがない」

ということでした。

次は、和田清委員とのそのときのやり取りを再現したものです。

著　者「大麻について、詳しい情報を持っている委員は他にいますか」

和田氏「いないと思います」

著　者「では誰が、大麻は危険だから規制しなければならないと言っているのでしょうか」
和田氏「私の知っている限りでは、大麻が議題にされたことは過去にありません」
著　者「では、何を根拠に大麻を規制薬物として規制しているのですか」
和田氏「それは私たちの判断することではありません」

つまり薬物を規制している人たちの中に、誰も大麻のことを知っている人がいないのです。どんな危険があるかもわからないで、なぜ規制するのでしょうか。

大麻を解禁しろと言っているのではなく、規制するのなら、正確な情報に基づいて規制すべきであると私は言っているのです。いまは、かつての古い外国の文献で伝え聞いた情報だけで規制している、そこが問題です。

日本とアメリカの一部を除く地域では、大麻はおおっぴらに使用されていますので、海外に行くと大麻に触れる機会が少なくありません。そこで大麻を試した人が、ちょっと気分がよくなるぐらいで、たいした害はないことを実感し、「規制薬物などといってもこんなものか」と甘く見てしまう危険性があります。その延長線上で、覚せい剤や向精神薬も似たようなものだろうと手を出してしまったら、それこそ取り返しのつかないことになります。

いま、大麻の吸引は、本当に害があるのかないのか、はっきりわかっていない中で規制だけを継続しているのは明らかに規制当局の怠慢だと思います。そこを曖昧(あいまい)なままにしておくから、大麻無害論もまた流布されているわけです。

いち早くきちんと国内で分析して、害があるなら害があるとはっきりした解答を出してほしいものです。大麻が本当に有害だと思うなら、無害論の声を封じる必要があるでしょう。いずれにしても、そのために必要な処置を講じるべきだと思います。

第4章

大麻取締法は国家の陰謀か？

成立過程でポツダム宣言に違反している

大麻取締法という法律は適正に改正し、できれば廃止する必要があると私は思っています。それは、この法律には欠陥や不備が多過ぎるからです。この法律があるために、大麻の産業用・医療用への応用が著しく制限され、また罪の重さに相対して過剰な刑罰と社会的な制裁を受ける人が毎年多数に上っています。そして実は、他の薬物が蔓延する危険性をもはらんでいるからです。

ここからは、30年以上にわたり、司法の側から大麻取締法の問題を訴えてきた丸井英弘弁護士の解説を交えてみていきましょう。

丸井さんが大麻取締法の欠陥の理由として上げているのは、そもそもの成立過程から法律の構成要件の不備、これまで法が運用されてきた経緯、現在の状況までの多岐にわたっています。

ポツダム宣言は日本軍に無条件降伏を求め、日本を戦争に巻き込んだ為政者たちの戦争責任を追及し、日本に民主国家を樹立することにありました。アメリカ、イギリス、中国などで構成されたGHQは、そのポツダム宣言を執行するために日本へ乗り込んで来たのです。

ポツダム宣言の第10項は次のように言っています。

われら（アメリカ、イギリス、中国）は、日本人を民族として奴隷化しまた日本国民を滅亡させようと意図するものではない。われらの捕虜を虐待した者を含む一切の戦争犯罪人に厳重な処罰が加えられ、日本国政府は、民主主義的傾向の復活の強化にとって障害となるものの一切を除去し、言論、宗教及び思想の自由並びに基本的人権の尊重を確立すること。

このようにポツダム宣言は、戦勝国が敗戦国である日本に従属することを求めたものではありません。しかし、GHQを事実上主導していたアメリカは、自国の国内法に過ぎない大麻の取り締まりを日本に強制したのです。

法の成立を急がせた背景には、駐留していたアメリカ軍の中で、黒人兵の大麻使用が問題になっていたから、という説があります。日本では多くの農家で大麻を栽培していたので、アメリカ本国では厳しく禁止しているマリファナが簡単に手に入ってしまう。そこで、日本での栽培や流通を止めたかったというのです。

お隣りの韓国でも同様に、朝鮮戦争に参戦し、その後も北朝鮮による南侵を抑制するために駐留したアメリカ軍の要請で大麻を取り締まる法律を制定しています。韓国でも日本と同じく、大麻の乱用が国内で問題になっていたわけではなく、その目的はアメリカ兵に大麻が渡るのを防ぐことにあったようです。

仮にこの説が誤りであったとしても、アメリカの勝手な都合を押し付けたのには変わりありません。

法律というのは、自国の国内事情、文化的な背景、歴史や価値観を反映したものですから、たとえ外国から見たら滑稽（こっけい）に見える規制であっても、それぞれの国に考え方や事情の違いはあります。ですからアメリカ国内で大麻を規制するのは勝手です。しかし、それを日本に押し付けるのは筋違いです。

大麻の栽培は、軍部独裁や帝国主義とも関係ないし、民主化の妨げになるものではありません。また、主として産業用に利用されていたもので、嗜好品として吸引していた人の間に健康被害が起こっていたわけでも、犯罪を誘発していたわけでもありません。ですから、このようなことも含め日本で大麻を栽培するのは、本来は日本人の勝手なのです。

大麻は悪いものだというアメリカ人の価値観を押し付けたのは、GHQの権限と役割を逸脱しているのは明白です。不適切な手続きによって成立された法律は無効であり、したがって大麻取締法は本質的に無効といってもよいのです。

麻薬を規制する国際条約に違反

わが国における麻薬規制は、アヘン（ヘロイン）、コカイン、向精神薬などの麻薬、そして大麻を国際的に規制していく条約にのっとって国内法が整備されてきた経緯があります。

1925年の第2次万国アヘン条約会議の決議にともない、国内法を整備したのが麻薬規制の始まりで、このときアヘン、コカインに加えて、大麻（インド大麻）を国内で規制したのは前述のとおりです。

GHQの指令により、より厳しい規制がかけられ、さらに1961年、万国アヘン条約会議を引き継ぐ形で採択された「麻薬に関する単一条約」（日本の批准は1964年）に続き、「向精神薬に関する条約」（1990年）、「麻薬及び向精神薬の不正取引の防止に関する国際連合条約」（1990年）と段階的に強化され、これにともない日本の国内法も整備されていきました。

これらは国際的な麻薬シンゲートの暗躍、新たな合成麻薬の誕生、麻薬統制の比較的にゆるい第三国からの流入といった事態に対応し、国際的に麻薬を封じ込めようという動きなどが背景にあり、それ自体なんら問題はありません。

ここで問題にしたいのは、1つには国際条約では対象にしていない大麻の「花または果実のついた枝葉で、樹脂の抽出されていないもの」を規制対象にしていること、もう1つが大麻に限らず覚せい剤や向精神薬においても、医療利用や学術研究は規制の対象になっていないという点です。

日本の大麻取締法では国際条約では対象にしていない葉の利用、さらに医療用にまで規制範囲を広げているのです。

日本では、規制する薬物を薬事法において定めています。そこには「指定薬物及びこれを含有する物は、薬事法において、疾病の診断、治療又は予防の用途及び人の身体に対する危害の発生を伴うおそれがない用途以外の用途に供するための製造、輸入、販売、授与、所持、購入又は販売若しくは授与の目的での貯蔵、若しくは陳列は禁止」となっています。

ちなみに、指定薬物の中に大麻は含まれておりません。大麻は薬物としてではなく、大麻という植物（この場合は規制部位である葉と花穂のみ）を規制しているからです。これは、大麻は薬品というよりどちらかというと繊維製品や食品として生産されていたことが背景にあるようです。

ともあれ、覚せい剤であれ、向精神薬であれ、もともとは治療用の薬から出発したものがほとんどです。したがって、まっとうな用途である医療用は規制対象外なのです。これは、大麻も同じはずです。

もちろん、条約にしたがって国内でどのような規制にしていくかは、各国の裁量にゆだねられるわけで、国際的に規制する必要がない（管理する必要はあります）と言っている葉や医療用途にまで、日本ではなぜ規制範囲を拡大したのでしょうか。

日本では健康被害も犯罪への誘因にもならず、なんら規制する必要のなかった植物である大麻を規制することにしたのは、国際的に規制していく流れの中で日本もこれに従ったまでです。まして、国際的にはなんら規制をしていない葉の利用や医療用途さえも規制するのは明らかに過剰規制です。

法の構成要件が欠如している欠陥法

大麻取締法の最大の矛盾が、守るべき保護法益の欠如です。

「刑法における犯罪というものは、守るべき保護法益の侵害があって初めて犯罪といえます。しかし、大麻取締法には保護法益に相当するものが存在しません」（丸井さん）

たとえば人の命は守らなければならないものですから、これを奪う殺人という行為を刑法で禁止することで、人の命を法律的に守っています。殺人罪においては人の命が保護法益になっています。同様に窃盗罪は財産権を、住居侵入罪は居住権を保護法益として法律で守っているわけです。

では、大麻取締法は何を保護法益としているのか、というと存在しないのです。

大麻の場合は、よほど過剰に摂取しない限り、本人の健康を害することはありません。過去の症例では、大麻を摂取し過ぎて死亡したという報告もありません。

大麻は危険な薬物であるとする立場から研究を行っている山本郁男氏（元九州保健福祉大学薬学部教授）ですら、致死量の見解については、わずかに「自殺目的で多量の大麻を喫煙し、4日間昏睡状態にあった20歳のフランス人のケースより推定されたヒトの致死量は、Δ9-THCに換算して体重1kg当たり70mg、すなわち体重70kgのヒトで約5グラムである」（『大麻の文化と科学』廣川書店）とあるのみです。

このようにわずかな症例として山本氏が言及している「自殺目的の20歳のフランス人」というケースでも、（このケースが実在したとして）昏睡状態にあっただけで亡くなってはいません。ちなみに急性アルコール中毒で病院に搬送される人は、東京消防庁の管内だけで年間約1万人、うち命にかかわる重篤な症状の割合は5％、実際に亡くなる人も毎年数人出ています。これに対して、大麻の吸い過ぎで救急病院に搬送されたケースや亡くなったケースは確認されていないのです。

ヘロインや向精神薬などの麻薬の場合、身体的・精神的な強い依存症状と精神変容によって、本人の意思では摂取量をコントロールできないことが問題になります。しかし、大麻の依存性は低く、自分でコントロールすることが可能です。過剰に摂取した場合でも、具合が悪くなる前に寝てしまいますので、まず健康被害はありません。

また、大麻による精神変容状態を直接の原因とする暴力事件の例もなく、社会性の概念を崩壊させて犯罪に走るわけでも人間性を壊すわけでもありません。

すなわち、大麻取締法では守るべき保護法益がないのです。

このために、立法目的が存在しないという極めて異例な法律となっています。

通常、法律の条文は、その前文に「○○を持って国民の健康と安全に資する」といった一文が入ります。これが「立法目的」であり、「なぜ、この法律を制定するのか」という理由のところです。

立法目的がないわけですから、そもそも大麻取締法は目的がない法律であると言ってよいでしょう。もしくは目的はあるが大きな声では言えなかったので、立法目的が書けなかったのかもしれません。

現在は判例の中で、「大麻による健康被害から国民の安全を守るため」と解釈されています。では、いったいどんな健康被害が発生しているのかというと、その答えを立法府も検察も持ち合わせていません。

中山さんの裁判で、主任弁護士を務めた丸井さんは、口頭弁論で次のように検察にただしました。

「大麻取締法には守るべき保護法益が示されていません。法理で守るべき被害がないなら、これを法で罰することはできないはずです。被告が大麻を所持していたことで、どんな被害が発生したか、もしくはどんな被害が発生すると予測しえたか、説明してください」

これに対する検察の返答は、「説明の要はない」というものでした。

大麻を所持することでどのような法益を犯しているのか、検察はいっさい回答しようとしません。「とにかくだめだからだめなんだ」という説明しか出てこないのです。

行為の違法性に対して過剰な刑罰

刑法の基本的あり方としては、犯した罪にふさわしい罰が与えられなければなりません。

いま日本の法律では、この妥当性がさまざまなところで議論されています。飲酒運転の末に車を暴走させて交通事故を巻き起こし、犠牲者を出しておきながら逃走した上で、アルコールを抜くなどの偽装工作をしてから出頭し、「運転時は酔っていなかった」と嘘をつく悪質なドライバーがいます。これに対して警察は、飲酒運転が証明できないなどとして、危険運転致死罪の適用を見送る傾向にあります。

日本の司法制度は、いったん確立された法理や判例をなかなか変えようとしません。官僚体質と一緒で、思考停止状態に陥り、自分たちがいままでやってきたことを継続することに、異常なまでに固執します。

本来であれば、時代の変化や社会文化の状況を反映して、法理は柔軟に対応していくべきなのに、一度決まった判例に何十年も固執するために、現状と相容れないちぐはぐな運用が非常に目立ちます。一般社会の認識とのずれがあまりにも大きくなり、社会問題化して改善を求める声が大きくなると、ようやく見直す議論に入るというなんとも緩慢な対応です。

大麻取締法違反もその例にもれません。犯した罪の程度に対して、刑罰が苛烈すぎます。

1977年に、時のアメリカ大統領だったジミー・カーター氏が一般教書演説の中で、薬物規制の考え方として、その薬物が与える害よりも大きな罰を与えてはいけないという一般原則を示し、これが世界的な薬物規制のデファクトスタンダードになっています。

前述のとおり、大麻を使用したところで深刻な健康被害はなく、犯罪にも結び付きません。暴力団など反社会的な集団から大麻を購入することもありますが、むしろ大麻の場合は、自分で海外から種や製品を輸入したり、自生しているものをこっそり採ってくることが多く、犯罪との結び付きは希薄です。

当初言われていたほどの害がないことがだんだんわかってきたことから、諸外国では規制緩和に進んでいるわけです。

イギリスでは大麻所持が警察に見つかると、個人使用の程度なら没収されるだけです。逮捕されるどころか罰金もありません。フランスやスペインなどでも同様、在住した人ならわかると思いますが、普通の人が意外なほど大っぴらに大麻を嗜好品として楽しんでいます。イタリアはもっと寛大で、2・5グラム以下の大麻の所持は合法です。

要するに、世界ではその程度のものなのです。

しかし日本では、初犯でしかも悪質性がない場合で懲役1年が一般的です。執行猶予はつくものの、3年という長期で悪質性があると判断されれば初犯でも実刑がありえます。

国家権力が個人を逮捕拘束し、牢につないで自由を拘束するというのは極めて重大な人権侵害です。しかも1年間の長期ということは、暴行傷害事件や収賄、多額の詐欺・横領などのレベルに当たります。これだけの人権侵害には、それ相当のやむをえない事情が求められるはずです。

しかも現在の状況では、大麻取締法違反で逮捕されると、会社員や公務員であれば解雇処分になることが多く、大学生では除籍になるなど、社会的な制裁を受けるのです。その上で、さらにこれほど重い刑罰が必要でしょうか。

悪法も法です。大麻を所持・栽培すれば、逮捕されることを知っていて扱ったのであれば、現時点では罪に問われるのは致し方ありません。しかし、犯した罪の程度に対して、必要以上の苛烈な処分は、法を犯した者への制裁以外の意味はありません。「お上に逆らった不届き者だからけしからん」というわけです。これは法の精神を明らかに逸脱しています。

栽培許可制度の不適切な運用

現行法でも、産業利用の栽培については許可制で認められています。この許認可は都道府県で行っています。しかし事実上、多くの地方自治体で新規の栽培許可を認めない方針をとっています。本来であれば、構成要件を満たしていれば、すみやかに許可を発行すべきです。

縄文エネルギー研究所の中山康直さんが静岡県から東京都大島町に転居したので、それまで持っていた大麻栽培者免許を静岡県に返納しました。改めて、東京都に許可申請したところ、許可がおりませんでした。

同席していた丸井弁護士が、「法律の構成要件は満たしている。中山さんは現に静岡で許可を受けて栽培していた実績があり、欠格事由が見当たらない。なぜ許可しないのか」と問いただすと、都の担当者の説明は、「農家ではないから」ということでした。

制度の運用にあたって、「農家でなければいけない」という決まりはどこにもありません。厚生労働省が全国自治体の担当者を招いた会議で、「新規の大麻栽培許可者の申請については、なるべく認めないように」と指示しているというのです。

農家であろうがなかろうが、適正に栽培して葉や花など規制されている部位をよりわけ、市中に出回らないよう処分していれば、何の問題もないはずです。

中山さんも静岡県で大麻草を栽培しているとき、毎年、収穫の時期になると県薬務課と連絡を取り、県の担当者の立会いのもとで収穫作業を行っていました。葉と花穂はその場でより分け、土中に埋没処分するという工程を確認してもらうことで毎年、問題なく栽培していました。

全国の麻農家でも同じように、規制部位が第三者の手に渡らないように廃棄処分するという手続きに従い、管理しています。麻農家が規制部位をこっそり横流しするといった不祥事が過去に発生したこともありません。

それにもかかわらず、大麻栽培者許可を認めないのは、制度の運用上、適正を欠きます。大麻を栽培するのは国民の権利であり、その権利を勝手に奪うことはできません。欠格事由がなく、法律で定めた要件が整っていれば、すみやかに許可を出すよう、制度の運用を改めるべきです。

前述したとおり、モルヒネでさえ医療への利用を許されています。もちろん医療機関の中で管理され、医師の診断のもとに適正な処方がなされており、なんら問題は発生していないのです。

アメリカ、イギリス、ドイツ、オランダ、カナダ、オーストリアなどではすでに医療大麻の利用は合法になっています。大麻を規制してこなかったロシアや中国では、昔もいまも医薬品としてはもちろん、産業素材として広く利用されています。それで、世界は大麻であふれかえって、国民みんなが大麻中毒になっているかというと、もちろんそんなことはありません。まったく何も問題にもなっていないのです。

それでも日本では、医療目的での使用さえ認めないのは、大麻の現実と真実を国民に知られることを恐れているのか、それとも単に条文を変更するのが面倒くさいという以外の理由は見当たりません。

前者なら国民を欺く欺瞞、後者であれば許されざる怠慢です。

国民の健康を守り、等しく適切な医療が受けられる権利を保障するために、いますぐ医療大麻の使用を認めるよう、大麻取締法の第4条を改正すべきです。

厚生省麻薬課長への証人尋問でわかった矛盾

大麻取締法はGHQから押し付けられた法律であるとか、大麻の摂取による健康被害の発生は確認されていないというのは、大麻を解禁したいがための理由ではなく、社会的事実です。

このことは、厚生労働省も実は把握しています。

次は、長野地方裁判所伊那支部で行われた大麻取締法違反被告事件の公判資料から、証人尋問の様子を速記録から抜粋したものです（全文は「地球維新VOL2」に掲載）。

この裁判が行われたのは昭和61年9月10日のことで、丸井弁護士が弁護を担当し、当時の厚生省麻薬課長市川和孝氏を証人として呼んだものです。大麻取締法がどのような経緯で設立され、特に大麻の吸引による被害の実態を厚生省がどこまで把握しているのかを明らかにするために行われました。

現在は、厚労省の薬物対策課（現・監視指導・麻薬対策課）となっている担当部署ですが、担当者は立法の経緯や大麻の健康に与える影響についての見解を満足に答えようとはせず、この問題に口を閉ざしています。そういう意味で、麻薬課長が大麻についての厚生省の所見を語った非常に貴重な証言と言えるでしょう。

弁護人　（大麻取締法が成立する前の）昭和20年から23年当時ですけれども、日本国内で大麻の使用が国民の保健衛生上問題になるというような社会状況はあったんでしょうか。

証　人　20年代の始めごろの時代におきまして、大麻の乱用があったということは私はないんではないかというふうに思います。

弁護人　そうしますと、この大麻取締法を制定する際に、大麻の使用によって具体的にどのような保健衛生上の害が生じるのか、ということをわが国政府が独自に調査したとかそういう様な資料はないままに立法されたと考えてよろしいわけですか。

証　人　これは推定するほかはないんでございますが、そういう資料はなかったんではないかと。

（中略）

弁護人　大麻取締法は立法目的が法文上は明記されておりませんが、厚生省としてはどのようにお考えになっているわけですか。

証　人　厚生省としましては、この大麻取締法というものは国民の公衆衛生の向上と申しますか、保健衛生上の危害の防止ということが、主たる目的だというふうに考えております。

弁護人　そうしますと、今言われたような立法目的に反するような弊害というものが、（大麻取締法が罰金刑から懲役刑に厳罰化された）昭和38年当時及び立法当初の23年当時にはあったんでしょうか。

証　人　当時、多分、日本はこういう大麻の乱用というものはほとんどなかったと思います。

弁護人　ところで、この大麻によって具体的にどのような保健衛生上の害があるのかということについて、厚生省として調査研究はされているんでしょうか。

証　人　厚生省としては今まで大麻の保健衛生上の危害ということについて、特別に研究したということはあまりないと思います。

弁護人　（大麻を）摂取した場合の、まず身体に対する影響、たとえば肝臓とか内臓が弱るかという問題、あと致死量ですね、そういう薬としての強さですね、こういうものを比較した場合はどうでしょうか、大麻とアルコール。

証　人　（中略）アルコールの場合には、動物実験等で致死量というようなものはわかるかと思うんでございます。で、大麻の場合にはそういう意味でこれまでの文献なんかを見ましても致死量というような記載はあまり見当たらないというふうに思います。

弁護人　（中略）大麻使用者1000人をとって、それから何人くらいの人が精神病になるかと、大麻を使用していない方、1000人とって何人くらい（精神病）になるか、というふうに比較をした場合に、大麻を使用している人のほうに、精神病の発生率が多い、というようなデータはないと、むしろ少ないんじゃないかというような意見も、私、読んだような記憶があるんですが、その点はどうですか。

証　人　そういう記載があることも事実だと思います。（中略）御指摘のような報告書の記載も、私、読んだ記憶がございます。

弁護人　アルコール症の数からすれば、大麻によるいわゆる依存症というんですか、中毒的な依存症というのはほとんどないと言ってもいいんじゃないですか、わが国の場合ですよ。

証　人　数は、少ないと思います。

弁護人　（中略）具体的にそういう弊害が出るのかとかいうこととは関係なしに、要するに法律があって法律に違反している、従ってこれは乱用であると、そういう形式的な定義の仕方と考えてよろしいですか。

証　人　私ども、大麻の場合、そのような形で乱用という言葉は使っていると思います。

これまで本書で指摘したとおり、大麻はＧＨＱから押し付けられた法律で、国内では乱用が問題になっていなかったこと、現在においても大麻の摂取による具体的な健康被害は確認されていないことなどを当時の厚生省麻薬課長が証言しているのがわかると思います。

こうした証言を受けて、このときの裁判を担当した平温真人裁判官は、「大麻所持は理由のいかんにかかわらず、すなわち重罪犯」という流れ作業的裁判に終始するこれまでの裁判官とは異なり、大麻取締法の問題点についてかなりつっこんだ指摘をしています。

それは、「アルコール、ニコチン・タバコと比べて大麻の規制は著しく厳しい」、「刑事責任は行為の違法性と合理的な均衡を保たれるべきであり、右観点からは、少量の大麻を私的な休息の場で使用し、かつその影響が現実に社会生活上害を生じなかったような場合にまで懲役刑をもっていどむことに果たしてどれほどの合理性があるのか疑問なしとせず、少なくとも立法論としては再検討の余地があると解される」という画期的な判断を下したのです。

よこしまな立法の経緯が生んだずさんな運用

大麻取締法における大麻とは「カンナビス・サティバ・エル」という種です。

サティバ種以外の大麻の代表的な種として、「カンナビス・インディカ・ラム」、「カンナビス・ルデラリス」の2つがあることがすでに知られています。

品種が違うなら、「カンナビス・インディカ・ラム」、「カンナビス・ルデラリス」は規制対象外なのかというと、法律の執行上は区別されず、裁判所としては、サティバ種以外のカンナビスも規制対象とする見解を示しています。

しかしながら、これは明らかに法の拡大解釈です。

実際、アメリカでは1974年、コロンビア州上級裁判で、「マリファナ所持を規制したコロンビア州の法律は、カンナビス・サティバ・エルのみに適用されるのであるから、国は押収したマリファナの種が合理的な疑いを超えて、カンナビス・サティバ・エルであることを立証しなければならない。本件において検察官は合理的疑いを超えて、右事実を立証できなかった」としてマリファナ所持で逮捕された被告の無罪を言い渡しました。

同様の判決はアメリカ国内で以降、何度か下されています。

ともかくインディカ種もルデラリス種も、アメリカや日本で法律ができる前にすでに発見されています。それなのに、なぜかサティバ種だけを規制しています。実をいうと、インディカ種のほうがよりTHC成分が濃いのです。サティバ種はもっとも栽培数が多い品種ではありますが、THC成分が濃くないのでおもに産業用として使われていました。

いったい何を規制したかったのか、これでわかるはずです。アメリカの規制当局としては、大麻に精神変容成分があるかどうかはどうでもよかったのでしょう。とにかく、産業用途としての利用を抑制したかったからだという説はやはり本当のようです。

日本にも同じ法律を作るようにうながしましたが、日本では当初、精神変容作用が強く医薬品として使われていたインド大麻のみを規制対象としました。まったく妥当な判断だったのです。それを戦争に勝ったアメリカは、わざわざサティバ種を規制するよう、日本政府に強制しました。

その後もアメリカでは、異常なまでにサティバ種の規制に固執します。カンナビス・サティバ・エルであることを立証できなかったとして無罪判決まで出ているのに、それでも、インディカ種やルデラリス種に規制を広げようともせず、法律の条文を変更しようとすらしません。これは日本でも同様です。拡大解釈した判例が出ていることをもって法の運用に支障がないと判断しているのでしょう。こう考えますと、この法律はつくづくよこしまな目的で作られたいい加減な法律といえるのです。

大麻を解禁しても大麻利用は広がらない

たとえ医療用であれ、産業用であれ、ひとたび大麻を解禁してしまったら、大麻の乱用が始まるリスクがあるという声があります。しかし、これはまったくの誤りだと思います。

1990年代から2000年代にかけて、EU諸国は相次いで産業用利用の解禁はもちろん、少量の個人使用に限り非犯罪化する政策に転換しています。いずれも解禁後、大麻利用者が増えているという明確な証拠はありません。

EUのEMCDDA（European Monitoring Centre for Drugs and Drug Addiction）が発表した2011年版年次報告書で示されたデータによれば、大麻の罰則強化・緩和と使用率の相関関係は認められず、罰則を強化すれば使用は減るという認識を改める必要があるとする報告がなされました。

というのも、この10年間で大麻についての罰則を変更した8カ国のうち、罰則を引き上げたイタリアとデンマークについて、イタリアでは大麻使用率が増加し続け、デンマークでは増えもしませんが減りもしません。つまり、罰則の強化は使用率に影響していないのです。

その反面、罰則を引き下げ規制緩和したイギリスやギリシャでは、使用率が急速に減少しています。規制緩和後に使用率が上昇したのはブルガリアだけで、その上昇率も小幅にとどまっています。

医療大麻の利用を解禁にしたアメリカ・カリフォルニア州でも、大麻の利用が相対的に増えたかどうかを調査したところ、増えたどころか急速に減少していることがわかりました。

また2011年に米国保険協会が、大麻の使用を限定的に許可する州法を持つロードアイランド州と認めていないマサチューセッツ州を対象に、3万人以上の若者に調査を行った結果、10代の若者による大麻の使用について、2つの州の間には統計的に大きな違いがないと結論付けました。

さらに50年間にわたり大麻の吸引に対する寛容政策をとり、「ドラッグ天国」のように言われるオランダにおいても、実は大麻の使用比率は他の国と比べて決して高いわけではありません。

「若年男性のうち少なくとも月に1度は大麻を使用する者の割合は、オランダは9・7%であり、これはEU内で第7位に当たる。なお上位は以下のようになっている。キプロス（23・3%）、スペイン（16・4%）、イギリス（15・8%）、フランス（13・2%）、イタリア（10・9%）、ドイツ（9・9%）」（「オランダの薬物政策」ウィキペデアより）であり、実は厳しい規制をしいているアメリカのほうが、大麻の利用経験者は多いのです。

そのアメリカにおいても実のところ、大麻を入手するのは人々にとってそれほど困難なことではありません。

全米薬物常習乱用センターが行った調査の中には、十代の若者の23％が、今から1時間以内にマリファナを買えると答えた。

（中略）

それでも、マリファナを使用するのをやめる若者、あるいは最初から使用したことがない若者は、簡単に入手する方法があるにもかかわらず、入手しようとはしないのである。たとえば、２００８年のミシガン大学社会調査研究所の調査報告では、「29年間のデータによると、マリファナを使用しない、あるいは使用をやめた大学４年生のうち、手に入れやすいかどうかをその理由として挙げる者は少なかった（大学４年生の10％未満）」となっている。

さらに、やみ市場のマリファナの人為的に吊り上げられた値段も、「逮捕される不安」も、若者がマリファナを使用するかしないかの選択を左右することはめったにないこともわかったとしている。

それとは対照的に、報告書によれば、若者の「マリファナの使用をやめる、または使用しない理由として、精神的・肉体的なダメージに対する懸念、また、『ハイ』な状態になりたくないという気持ちが最も一般的に挙げられた」。つまり、ティーンエージャーにマリファナの使用を思いとどまらせるのは、それが非合法だからではないのである。むしろ、マリファナがもつ陶酔効果に対する若者の個人的な好き嫌いと、健康に及ぼす影響をどう認識しているかが、最終的にマリファナを吸うかどうかを決定しているのだ。

〈『マリファナはなぜ非合法なのか？』〉

アメリカやヨーロッパでも厳密に言えば大麻の使用は規制されています。しかし実際にはザル法なので、成人であれば大麻をごく気軽に購入し使用できる状態にあります。それでも常用していない人が圧倒的であり、それは利用する気がないだけなのです。大麻を使用するかどうかは、単に嗜好の問題なのです。

逆に、合法的な手段で大麻が手に入りにくい日本で大麻を入手しようと思えば、非合法な組織とのかかわりが生まれやすくなります。必然的にそのほかの薬物への誘惑、あるいはその他の非合法活動への勧誘が起こりやすいと言えるでしょう。その点、合法的に一般の商店で扱えるようにしてしまえば、非合法組織と関わる必要もなく、よほど安全です。

非合法にすることで、かえって流通が非合法なシンジケートに支配され、一般の安全と公益をおびやかすようになるのは、アメリカの禁酒法の例を見れば明らかです。

アメリカ憲政史上最大の富を築いたマフィアであるアル・カポネは、禁酒法の存在を抜きには語れませんでした。大麻も同様、規制するゆえに非合法組織の資金源になっているのです。合法化されれば、非合法組織の資金源の1つを奪うことができ、国民の安全に寄与できるでしょう。

ゲートウェイ論の嘘

日本でもし嗜好品としての大麻の使用が緩和されれば、実際には大麻利用者はかなり増えると思います。

日本国内で、大麻を使用した経験がある人は、およそ1・4%とされています。これは諸外国から比べると、極めて低い値で、その要因は厳しい罰則です。したがって、罰金刑や非犯罪化など法の運用が緩和されれば必然的に使用者は増えると見ていいでしょう。

それによって、「確かに、大麻の作用には諸説あるが、大麻が入口になって他の薬物の使用につながる危険があるという意味で、やはり厳しく規制すべきである」というのが厚生労働省の主張です。

これは、「ゲートウェイ論」、あるいは「踏み石理論」と呼ばれ、大麻が国際的に取り締まり

近年大麻に関する刑罰を変更した国における大麻使用率の変化

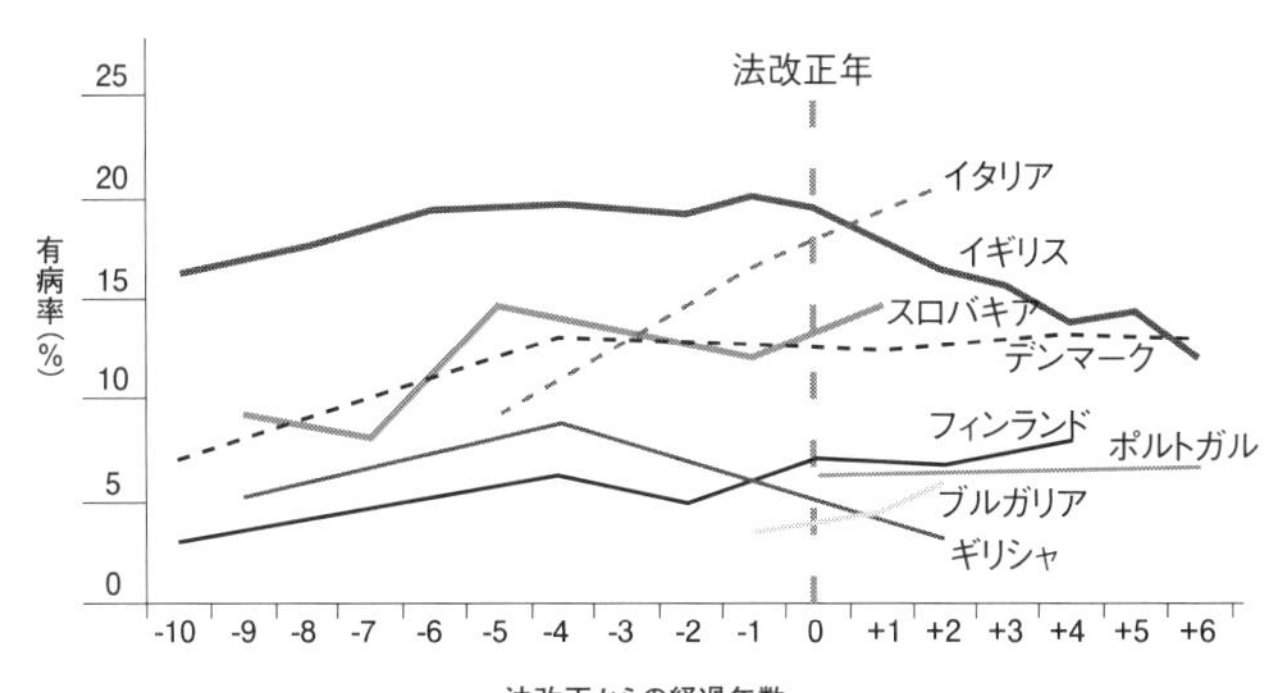

NB：EMCODA調べ

の対象になっていった戦前、戦後のある時期、盛んに喧伝されていた理屈です。

大麻の常用によって薬物への身体的、精神的依存状態に陥り、さらに耐性によって効き目が悪くなることによって、ほかのもっと強い薬物に手を出す危険が増えるというわけです。

おそらくこれは、大麻を国際的に封じ込めようとしていたアメリカの規制当局者が、大麻にはたいした毒性がないことを知って、作為的に作り上げた理屈です。実際には何の根拠もなく、その後の調査研究によって、現在では完全に否定されています。

全米科学アカデミー医学研究所が1999年に発表した報告書では「マリファナが、その特有の生理的作用により（他の薬物への）飛び石となっていることを示すデータは存在しない」と結論づけています。

1996年のカリフォルニア州の医療大麻の合法化を受けて、アメリカの国立医薬研究所が発行したレポート「マリファナと医薬品」によると、「大麻は喫煙の害を除けば、大麻使用による有害作用は他の医薬品同様の許容範囲内におさまる程度」と伝えています。大麻の喫煙が他の薬物へのステップとなるゲートウェイ仮説については「マリファナが、その特有の生理的作用により（他の薬物への）飛び石となっていることを示すデータは存在しない」と結論づけています。

WHO（世界保険機関）やEU諸国においても同様の調査結果が報告されており、これはもはや疑いようはありません。

いまでは完全に否定された理屈であることを、厚生労働省が知らないはずはないと思います。それでも彼らは、こんな錆びついた旧い理屈をいまだに引っ込めようとしないのです。

国民には真実を知らせなくていいと考えているようです。規制に都合のよい理屈は、それが嘘だとばれるまで使い続けるつもりでしょう。インターネット時代になって、こんなことは調べればすぐに嘘だとわかってしまうのに、それでも新しい屁理屈（へりくつ）をひねりだすという手間をかけることさえせず、相変わらず下手な嘘をつき続ける。日本の厚生労働省はどこまで国民をばかにし続けるつもりでしょうか。

全国の15歳以上の住民の生涯経験率（%）

	有機溶剤	大麻	覚せい剤	ヘロイン	コカイン	MDMA	危険ドラッグ	薬物のいずれか
1995年	1.7%	0.5%	0.3%	誤差内	誤差内			2.2%
1997年	1.9%	0.6%	0.3%	誤差内	誤差内			2.5%
1999年	1.7%	1.0%	0.4%	誤差内	0.2%			2.6%
2001年	2.0%	1.1%	0.3%	誤差内	0.1%			2.7%
2003年	1.5%	0.5%	0.4%	誤差内	0.1%	誤差内		2.0%
2005年	1.3%	1.2%	0.3%	誤差内	誤差内	誤差内		2.2%
2007年	2.0%	0.8%	0.4%	誤差内	誤差内	0.2%		2.6%
2009年	1.9%	1.4%	0.3%	誤差内	誤差内	0.2%		2.9%
2011年	1.6%	1.2%	0.4%	誤差内	誤差内	0.1%		2.7%
2013年	1.9%	1.1%	0.5%	誤差内	誤差内	0.3%	0.4%	2.5%
2015年	1.5%	1.0%	0.5%	誤差内	0.1%	0.1%	0.3%	2.4%
2017年	1.1%	1.4%	0.5%	該当者なし	0.3%	0.2%	0.2%	2.3%

出典：平成29年度厚生労働科学研究　薬物使用に関する全国住民調査（2017年）より
※調査対象15歳以上64歳以下

大麻取締法があるために薬物が蔓延する

多くの人にとって、大麻は日常生活にいますぐ必要なものではありません。将来的な議論はさておき、麻に代わる繊維はたくさんありますし、化石燃料もいまのところ足りています。法律を破れば逮捕されることはわかっているのだから、会社を首になっても自業自得。法律の運用に多少の問題があったとしても、一般的な国民の生活にとっては取り立てて大きな支障はなく、したがっていまのまま規制していてもいいのではないかと思っている人が少なくないのではないでしょうか。

しかし、この法律をこのまま許しておいてはならないと思います。

なぜなら、第1に、薬物事犯が年を追って巧妙化、複雑化していることがあります。既存の規制薬物の中には入ってない新たな薬物がどんどん登場し、現在規制されている薬物のほかにも、向精神作用をもたらす物質はいくらでもあります。

「ペヨーテサボテン（日本ではウバ玉とよぶ）に含まれ、ＬＳＤに似た向精神作用のメスカリンや一部のキノコ類に含まれるヒロシビンはまったく規制されていないし、向精神作用が確認されている植物チョウセンアサガオ、ザクロの樹皮やハシリドコロなども野放し状態。さらに、大麻自体も使用を禁止していないために、向精神作用のもとになっている成分のＴＨＣを化学合成したもの、あるいはガマガエルなど動物から抽出できるＴＨＣを使ってセンソという医薬品が市販されています。そのほか、キノホルム、クロロキン、チクロなど毒性の強い薬物がまだ規制から漏れています」（前出・丸井氏）

さらに扱っている組織も暴力団だけではなく、外国人グループやその他非合法組織など多様化が進み、販売ルートや受け渡し方法なども巧妙になり、規制当局がこれまで築き上げた捜査ノウハウが通用しない場面も多くなっています。

これに対して規制当局でも対応しようとしていますが、変化が速く複雑で、なかなか追いついていないのが実情です。

薬物事犯はまさに風雲急を告げている危機的な状況です。おそらく厚労省も警察、検察も、大麻にそれほど危険性はないことを知っているはずです。それよりもいまは、より危険な覚せい剤の取り締まりをなんとかするのが手いっぱいで、大麻取締法の改正など面倒なことはしたくないというのが本音ではないでしょうか。

法律の文面を変えるだけでも大仕事になる上、全国の麻薬取締局や警察の体制も大幅に変えなければなりません。大麻は薬物規制の中でも、覚せい剤の次に逮捕件数が多いカテゴリーです。捜査員の人員の入れ替えや、捜査方法や捜査体制の見直しなど、いろいろやることが増えるのは確かでしょう。

しかし、あえていえば、こんな状況だからこそ、大麻取締法の改正が必要なのです。

本来であれば、時代の流れや最新の科学知識や社会状況、諸外国の事例などに基づき、法律の改定や運用の変更、捜査内容や捜査体制の改革を促していかなければならないときに、現状をなるべく変えたくないという怠慢が薬物対策における柔軟性や革新性をにぶらせています。

最新の調査研究や知見などをもとに、新しい薬物がどんどん規制対象になっていく反面で、それほど危険性がない薬物は規制を緩和させていく。そういうフレキシブルな対応が必要なときです。

加えて、現状をなるべく変えたくないという怠慢が、大麻取締法の運用に多大な予算と人員を割かせるという矛盾を生んでいます。危険な薬物が蔓延している状況をなんとかしたいなら、大麻取締法の捜査や逮捕にかかっている多くの予算と人員を、深刻化する薬物事犯に投入するべきでしょう。

大麻取締法は国家による暴力装置

さらに大麻取締法の改正を主張する重要な意味は、国家の暴力から国民を守るためです。この法律を日本に押し付けたアメリカでは、国家による暴力が実際に行われています。

アメリカでのマリファナ所持による逮捕者件数は1965年から現在までで2000万人以上、2009年だけで85万人を数えます。これはちょっと異常なぐらいの多さではないでしょうか。

アメリカでは刑務所がすでにパンク状態で、比較的に軽微な犯罪の場合は懲役刑をなるべく科さないようにしているのに、なぜこれほど逮捕するのでしょう。

さらに注目すべきは、逮捕されている総数に対する黒人系人種、ヒスパニック系人種の異常な多さです。意外に思われるかもしれませんが、大麻利用者は黒人より白人のほうが相対的に多いのです。それでも実際に逮捕されるのは黒人とヒスパニックばかりで、白人の逮捕者の数倍に上ります。

ヒスパニック系住民をいつもで好きなときに逮捕できるようにするために、ヒスパニックの文化だったマリファナを禁止したという説がありますが、これは本当のようです。いまはヒスパニックに加えて、黒人もターゲットにしているようです。

アメリカでは、州法で大麻規制が緩和される傾向があるのに対して、連邦法では相変わらず厳しく規制しています。この格差を利用して意図的に逮捕が行われています。

すでに少量の個人的所持は非犯罪化する州法があるので、多くの若者が大麻を所持しています。合法ですから、州警察はマリファナ所持をとがめることはありません。でも、連邦警察（ＦＢＩ）に見つかれば逮捕されます。州政府が許可している合法的な医療大麻の配給センターをマリファナ禁止法違反でＦＢＩが捜査し、関係者を逮捕するというちょっと信じられない事件も起きています。

連邦警察にしてみたら、国民を逮捕しようと思えばいつでも好きなときに、誰でも逮捕できる状態なのです。狙った相手に街頭で職務質問し、「ポケットの中身を見せてみろ」と言えばそれで済んでしまうわけです。

日本の規制当局がそういった意図で大麻取締法を運用しているとは言いたくはありません。アメリカと違って、日本の場合は大麻の潜在的な利用者はそれほど多くないので、いつでも好きなときに誰でも逮捕できるという状態ではありません。

しかし逮捕件数を稼ぐという意味では、大麻取締法は規制当局にとって実に有効です。覚せい剤や向精神薬に比べれば違反者も一般の普通の人であり、いわば素人たちですから、巧妙化、複雑化する薬物事犯の中にあって、警察にとってはやりやすい相手なのです。

誰かを狙って意図的に逮捕することはできなかったとしても、一定数の逮捕実績をあげるために、大麻にたいした毒はないと知っていながら大麻取締法の運用を改めようとしないとも思えます。しかし、これは国家による立派な暴力です。

このような恣意的な理由で国家権力が暴力を行使できる装置を、良識ある国民としては許しておいてはならないと思うのです。

国民を逮捕拘束し、懲役刑を科すという行為は、社会的立場を著しく損ない、職業や家庭を失うことにもつながります。財産を侵害し、職業選択や結婚など、社会生活を送る上で大きな不都合を生じます。

それだけに刑事罰が科される場合には、法の運用を極力慎重に行わなければなりません。大麻を吸ったところで誰にも迷惑はかからず、本人の健康も害さないのであれば、吸うのは個人の自由であるべきです。適切な利用の範囲を超えてコントロールを失い、あまり大量にとり過ぎると確かに害はありますが、リスクを知った上で、自己の責任のもとに利用する分には、それへ国が介入するのは越権です。もとより国家が個人の嗜好に介入することは、民主国家では許されざる暴挙と言えるでしょう。

法改正は段階的に行うべきだ

何もいますぐ大麻を全面的に解禁する必要はないと思います。産業用大麻と嗜好品としての大麻を分けた上で、産業用を段階的に解禁し、嗜好品については、本当に有害なのか、それともアルコールやタバコのような単なる嗜好品なのかという点がはっきり決着できてからでも遅くないでしょう。

まず、なんといっても医療大麻は即刻解禁するべきだと思います。外国で開発された医薬品の国内での販売を解禁し、同時に国内での新規の研究、臨床応用、製造、販売が自由にできる方向へと緩和していけばいいのです。

次に産業利用について、現在いくつかある大麻産業特区を広げます。栽培者の育成、製品開発、応用研究、市場の確立を進め、いずれ産業用利用の栽培は全面的に解禁していく方向性が望ましいでしょう。

嗜好品については、解禁ありきではなく、詳細な疫学的調査、臨床試験などを行い、毒性や依存性の有無を徹底検証した上で結論を出せばいいと思います。その上で、やはり規制薬物として取り締まる必要があるというなら、法律を変えて嗜好品のみ効率的に取り締まれるようにすればいいでしょう。健康被害や犯罪と結び付く危険がないと判断されれば、刑罰の低減（罰金刑）に移行し、いずれ非犯罪化すればいいと思います。

規制当局は、危険性についての議論はすでに決着しているというスタンスです。でも、これは既述のようにナンセンスです。

国内では、毒性についての研究や実際の使用者を対象とした治験データを集めたことはありません。規制当局が大麻を危険な薬物として規制している根拠は、すべて海外で調査研究されたデータをもとにしています。しかも海外の研究には、「大麻は危険な薬物だ」とする研究と、「タバコやアルコールより安全だ」という研究結果などいろいろあるわけです。その中で、規制に都合のよいように、危険性を示唆する報告だけを選んで持ってきているのに過ぎないと思えるのです。

私のスタンスとしては、大麻は危険な薬物ではないと認識しています。

有史以来、大麻は嗜好品として世界中の民族で愛用されていました。大麻の使用が確認されているもっとも古い記録は、紀元前6～7世紀のゾロアスター教の経典「ゼンドアヴェスタ」で、「大麻は幸福の源なり」という記述が出てきます。また考古学的には、紀元前800年ごろのトルコのアンカラ遺跡から大量の大麻が出土しています。いずれも儀式や嗜好品として使ってきたようです。

イスラム文化圏では、紀元前から大麻が儀式用に使われ、嗜好品としても親しまれていました。男たちがサロンで輪になって、水パイプをくゆらしている姿は中東ではありふれた光景です。

インドの精神文化と大麻には深いつながりがあり、20年ほど前まではインド州政府が運営する「ガンジャ・ショップ」と呼ばれる店で乾燥大麻や大麻樹脂が販売されていました。ガンジャ・ショップとは日本でいう専売公社で、いまのJTに相当するような組織が販売していた政府公認の施設だったのです（現在、インドでも大麻は非合法化されガンジャ・ショップも衰退している）。

このように大麻は古くから世界中で愛用されていたわけで、習慣的に健康被害が知られていたかというと、そんなことはありません。

たとえば、大麻は漢方薬の中でも上薬とされていました。

漢方で使われる薬には、上薬、中薬、下薬があります。下薬とは、薬効があまりない上に、副作用のリスクが大きい薬のことを言います。中薬は、急進的な症状のときに処方すると人を疾病から救うことができる半面、効き目が強すぎて健康に害が及ぶ可能性のある、扱いに注意が必要な薬を言います。

これら一長一短がある薬に対して、毎日摂取しても健康に害はなく、日々摂取することで健康的な心身を育むのに貢献してくれる薬があります。このような薬のことを〝上薬〟と呼び、もっともすぐれた薬として重用したのです。

つまり大麻は毎日のように常用することで、健康的な心身を育むことのできる薬であり、依存症に陥って廃人になってしまう危険な薬物などではなかったのです。

しかしながらこれら大麻の安全性についての議論もあくまで推定でしかなく、外国の文献や調査研究結果をもとにしているのは規制当局と同様です。だからこそ、国内で徹底的に調査研究し、本当に害があるのかないのか、はっきり決着をつけるべきなのです。

厚生労働省は、アメリカやドイツで臨床応用を経て認可され市販されている薬でも、国内の基準による審査を経ないと導入しないという考え方です。日本よりも医薬品開発の進んでいる国で臨床応用されて結果が出ている市販薬をなぜ日本で再び臨床試験からやり直すのかと指摘され、当時の厚生労働省は、「アメリカ人と日本人では体質が違う」と言い逃れました。

それならば、海外の臨床研究などで、「大麻は健康に害がある」とする治験結果はあくまで参考であり、体質の違う日本人には当てはまらないという理屈になるはずです。もしこれを日本では検証の必要なしというなら、厚生労働省はすでに自己矛盾をきたしています。

少なくとも日本で規制するならば、国内で科学的な調査研究された結果に基づいて規制を行うべきでしょう。

このままでは、大麻取締法は何かの意図がある国家の陰謀と言われても仕方がないでしょう。

第5章

大麻取締法の撤廃や上手な運用で日本は豊かになれる

大麻取締法を緩和・廃止することで大きな経済効果が得られると思われる

大麻取締法があってもなくても、自分の生活には何も影響はないと思っている日本人は少なくないでしょう。たとえ合法になっても大麻を吸わない人がやはり多いと思います。栽培が解禁されたからといって麻製の衣料の消費が特別増えるわけでもないでしょう。

それでも大麻取締法が廃止されれば、私たちの生活には大きく影響するのです。

それは大麻の栽培や医療への応用、嗜好品としての使用が解禁されることによって、経済的に大きな波及効果が見込めるからです。

いま栽培農家が少ないため、茎や種など、産業素材や食品としての大麻も、国内ではすべて調達することができず、輸入に頼っています。これを国内で調達できるようにすることで、国外に流出している外貨を国内に還流させ、かつ新規の雇用を生み出すことが考えられます。

現在のところ、麻製品の市場規模はそれほど大きくありません。しかし、すでに述べたとおり、紙や木材、化石燃料に代わる素材として大麻市場は今後大きく発展する可能性があります。というより発展するでしょう。それを禁止薬物としてこのまま厳しく取り締まりを続けていけば、産業利用としての発展が抑制されてしまうばかりです。

また嗜好目的の大麻利用についても、アルコールやタバコと同じ範疇（はんちゅう）として取り扱い、使用を解禁して課税することによって、税収増を図るという考え方があってもいいでしょう。

実際、ヨーロッパの主要国では１９９０年代からぞくぞくと栽培が解禁されているだけでなく、最近では一部の国で嗜好品の解禁も話題に上り始めています。

一度スタートした行政政策をなかなか方向転換できないのは、日本だけでなくヨーロッパやアメリカでも同様です。ですから１９７０年代にはすでに、大麻にはたいした毒性がないことがわかってきていたのに、なかなか政策転換ができませんでした。いまでも、それぞれの国では原則として大麻は禁止薬物であることに変わりありません。けれども、大麻の持つ経済や環境にもたらす有用性を見たときに、これを閉ざしてしまうのは国家にとっての損失であるという考え方に基づき、各国は重い腰をすでに上げ始めているのです。

アメリカのカリフォルニア州で、嗜好品としての大麻（マリファナ）の解禁について是非を問う住民投票が２０１２年11月に行われる予定です。その大きな原動力となっているのもカリフォルニアの財源不足をマリファナが救うと考えられる可能性ゆえなのです（２０１８年にカリフォルニア州では、嗜好娯楽目的の大麻の売買所持が合法化されました）。

ハーバード大学経済学部客員教授のジェフリー・マイロン氏が２００５年、全米でマリファナの禁止政策が撤廃された場合の試算を発表して話題になりました。

これによれば、取り締まりにかかっていた費用77億ドル（1ドル78円換算で約６０００億円）が不要になります。さらにマリファナを一般商品と同様に課税した場合、24億ドル（同1870億円）の税収増、タバコや酒類と同様に課税した場合だとさらに62億ドル（同4800億円）の税収増が見込まれるとしています。

これに加えて、アンダーグラウンドに流れていたマリファナマネーが表の経済活動に還流することになります。アメリカでのマリファナの市場規模は400億ドルとも1000億ドルとも言われています。いずれにしても、アルコールやタバコに匹敵するような大きな市場です。それが市場経済に組み込まれることのインパクトはかなり大きなものです。

アメリカでマリファナの合法化運動をしているNORMAカリフォルニア支部が2009年に行った経済分析では、マリファナが合法的に市販されるようになれば、観光産業やコーヒーショップ、関連用品、産業用ヘンプなどの産業が潤うと分析しています。それは、カリフォルニアワインの産業規模になぞらえることができるそうです。

カリフォルニアワインの小売総額は123億ドルに達し、30万9000人の雇用、20億ドルの観光収入を生み出しています。これを合法になった場合のマリファナ市場に換算すると、カリフォルニアだけで6万から11万人の新規雇用、25億から35億ドルの賃金を生み出すなど、全体で120億から180億ドルの経済効果が毎年上がり、14億ドルの税収増になるとしています（『マリファナはなぜ非合法なのか』より）。

さらにマリファナ関連で逮捕されている人が毎年85万人もいて、その人たちが職を失ったり、再就職が不利になることによって生じている経済的な損失を防ぐことができるのです。また、医療大麻による治療を受けて、病気が快癒したり社会復帰できたりする人の経済効果を加味すれば、潜在的な経済効果はもっと大きいと思います。

アメリカほどではありませんが、日本でも大麻取締法を廃止すれば、同様の経済効果は期待できるでしょう。

では、これに対して、大麻取締法を改正ないしは廃止してしまうことによる損失がどれだけあるかというと、結論から言えば損失はありません。

都合のよいことばかりに聞こえるかもしれませんが、これが事実です。

では本当に大麻の規制緩和はいいことずくめなのか、この点をもう少し詳しく見ていきましょう。

大麻の栽培許可の運用を弾力化するだけでも大きなメリット

まず、大麻の生産を積極的に行うことによる経済効果を見てみましょう。

赤星栄志氏の調査によると、伝統的な繊維用の栽培だと、10アール当たりの収穫量が、生茎2100~2500kg、乾燥重量で750~900kg、皮麻（表皮をはいだもの）150~

180kg、精麻（表皮から繊維を取り出したもの）60〜80kgが収穫できるようです。

これに茎の芯の部分に当たるオガラ、種子の売上げを加えて、だいたい10アール当たりの収入は、1回の作付けで1アール当たり50万円から90万円といったところのようです（品質によって異なるため）。

1軒の農家で栽培、収穫に適したほどよい作付け面積は2〜3アールということなので、150万円から最大270万円の収入になります。

麻農家だけで生計を立てていくのは大変ですが、大麻は化学肥料や農薬の散布をほとんど必要としません。ですから栽培の手間がかからず、休耕地の有効活用、他の作物との輪作として取り組むことができれば、農家によっては十分過ぎる副収入が得られると言えるでしょう。

さらに事業としてヘンプの生産・加工に取り組むビジネススキームとして赤星さんが提案しているのが500ヘクタールモデルです。

これは農家が休耕地や畑の隅で大麻を細々と生産するのとは異なり、生産から1次加工までを一貫して行い、産業用原料の供給を行う本格的な事業を確立するもので、大麻製品の原料メーカーを創業するという試みです。ヨーロッパではすでに先進事例が紹介されています。ドイツではこのスキームにより、500ヘクタールから1000ヘクタールの農場に加工工場を併設したビジネスが採算に乗っています。

具体的には、500ヘクタールの栽培地から収穫される大麻を加工することで、1回の作付け当たりで種子が500トン、150円/1kgとして7500万円、繊維が1000トン、100円/1kgとして1億円、木質部が2200トン、35円/1kgとして7700万円、麻くずが400トン、10円/1kgとして400万円、計2億5600万円の売上げが見込めるということです。

この事業を立ち上げるためには、栽培地の確保、加工工場の建設、商品開発費などで初期費用として約5億円が必要です。でも順調に行けば、だいたい5年で回収できるでしょう。従来の農業系のスキームでは収穫期だけの労働需要だったのが、栽培と加工、販売に安定的な労働需要があるので、地域の雇用促進にも役立つはずです。

この場合、現行の大麻取締法を改正する必要はありません。栽培認可を弾力的に運用するだけで十分実現可能です。

現在、大麻の栽培者認可については事実上、新規の認可を認めない方針です。また、認めたとしても農家が休耕地で栽培する10アールぐらいの規模の栽培についてだけです。しかし農家でなければ認めないとか、大規模生産はだめという決まりはなく、現在は行政の裁量権を乱用しているのに過ぎません。このような無益な過剰規制をやめて、現行の法制度や行政政策を適正に行うだけで、産業の改善が可能になるのです。

規制当局では、大規模栽培は盗難などの危険が増すと警戒しています。しかし一農家としてではなく、企業体として取り組むことで、かえって盗難などの対策を強化できるメリットもあります。たとえば、侵入防止のための防護壁や監視カメラの設置、収穫時の定期的な見回りなどを行えば、なんの問題もないはずです。

そもそも日本に自生している大麻は、精神変容成分であるTHC含有量が0・5～1％程度と純度が低いもので、嗜好品には向きません。まして繊維製品の生産のために改良された品種は、THC含有量が0・3％以下で、嗜好品としては使えないものです。一般に嗜好用として使われるのは、THC含有量が3％以上の品種です。

嗜好品としては決して品質のよくない繊維大麻を盗むという危険を冒してまで手に入れる愛好家はいないでしょう。海外からこっそり輸入したほうが品質のよいものが簡単に手に入るのが実態ですから、盗難の危険をことさらに強調することはないと思います。

生産量が適正になれば現在の10倍以上に市場が広がる

産業用としての大麻の生産量は、現状ではさほど多くありません。

国連食糧農業機関（FTO）が2004年に統計をとったところによると、ヘンプ繊維の生産量は全世界で6万6000トン、種子がその半分の3万トン強といったところです。

これは世界的に大麻は依然として禁止薬物であり、栽培地域が限られているからで、ヨーロッパなど一部の国では栽培が解禁になったとはいえ、盗難対策などの諸条件のハードルが高いのです。また、長年規制されていたために、栽培や加工ノウハウの再構築に時間がかかっていることなどが理由だと思われます。

このため、大麻を禁止してこなかった中国、ロシアなどに生産を頼っているのが現状です。日本においても大麻繊維は希少です。日本麻貿易協会によると、平成21年の1年間でヘンプの輸入量は総金額で約2000万円と、非常に少ない量です。

これは加工生産量が少なく、原料が高価なためで、現在はジュート麻（黄麻）やマニラ麻などに代替されているのが現状です。

今後、栽培許可制度の運用が改善され、栽培が促進されるようになれば、大麻繊維の普及は必ず見込めると思います。

ジュート麻やラミー（苧麻(ちょま)）の年間輸入量がだいたいこの10倍なので、大麻にも同様の市場規模が見込めるはずです。

現状で、日本国内で入手可能な大麻由来製品には、次のようなものがあります。

ヘンプ・ファイバー：麻茎の表皮の繊維質だけを取り出したもの。紙パルプ、プラスチック強

ヘンプの繊維の生産高

	生産国	トン
1	中国	26,000
2	スペイン	15,000
3	北朝鮮	12,800
4	チリ	4,350
5	ロシア	2,500
6	ルーマニア	2,000
7	トルコ	800
8	フランス	700
9	ハンガリー	600
10	ポーランド	50
	世界全体	64,800

国連食糧農業機関調べ（2004年）

化材、断熱材、繊維強化コンクリートなど。

麻すさ：ヘンプ・ファイバーを1〜2センチにカットしたスサ状のもの。土壁や珪藻土などの左官材料など、

麻幹（オガラ）：麻茎から繊維をとった後の心材。長さ1メートル80センチ、直径1センチ前後。お盆の迎え火・送り火に使用、茅葺屋根の材料やインテリアなど。

麻チップ：オガラを細かく砕いたもの。動物用敷藁、建築内装材、コンクリート充填材、プラスチック充填材など。

樹脂ペレット：古古米樹脂70％に麻幹（オガラ）20％、残りをバインダーPP10％の国産有機資源を使ったバイオマス・プラスチックの樹脂。プラスチック用品全般。

ヘンプ糸：ヘンプ100％と、ヘンプ55％・コットト

ン45％混合糸の2種類がある。ヘンプ生地、衣料、小物類など。

ヘンプオイル（未精製）：低温圧搾法によって搾られた未精製油。リノール酸、α-リノレン酸、γ-リノレン酸の必須脂肪酸バランスがよい。食用（サラダドレッシング、軽い炒め物、マリネなど）

ヘンプオイル（化粧用）：食用ヘンプオイルを活性炭で精製した化粧用ヘンプオイル。べとつかず、匂いも少なく、伸びがよい。

ヘンプオイル（石けん用）：ヘンプオイル製造時にできる濃いオイル。食用、化粧用よりも価格が安い。

麻の実油かす肥料：低温圧搾法のため有機栽培されている農家にとって貴重な肥料。飼料としても使用可。

麻殻：種子から果肉を取り除いた殻。そば殻の代用として、枕、クッション、ぬいぐるみの詰め物として使用。

麻炭：着火力がよく、火の持続性がある。花火の火薬の原料、カイロ灰、水質浄化材、土壌改良材、消臭材など。

精麻：麻茎を2日半ほど発酵させて、手で剝いだ繊維。手工芸品、神社用鈴縄、注連縄、麻織物の麻糸原料。

国別の麻の輸入量と金額

国名	平成18年通期実績		平成19年通期実績		平成20年通期実績		平成21年通期実績	
	数量	金額	数量	金額	数量	金額	数量	金額
	kg	千円	kg	千円	kg	千円	kg	千円
韓国	518	793	0	0	0	0	7	698
中国	12,399	10,369	3,501	10,958	5,159	6,989	10,552	9,170
タイ	0	0	0	0	180	313	0	0
英国	0	0	58	219	0	0	0	0
イタリア	22,544	38,453	9,427	17,614	12,635	21,608	6,327	9,491
ルーマニア	113	203	0	0	0	0	0	0
米国	0	0	32	237	0	0	0	0
ヘンプ糸計	35,574	49,818	13,018	29,028	17,974	28,910	16,886	19,359

日本麻貿易協会調べ（日本貿易統計）

（以上、解説赤星栄志氏）

いずれも現在では原料が希少で国内では手に入りにくく、価格も高めです。世界的に産業用としての大麻は増産される方向にあるので、いずれは輸入製品として豊富に手に入るかもしれません。それでも国内経済への波及効果は極めて限定的になります。大麻の良いところは、国内で資源調達できることであり、それによって一次産業から三次産業まで一貫した事業が成り立ち、経済的に国内で還流し、増加の見込めるところにあります。現在の10倍以上に市場が拡大するでしょう。

石油製品の代替としての大きな需要

化石燃料に比べて環境に優しい素材として産業用大麻＝ヘンプが注目されていることはすでに話しました。

現在の麻産業の市場規模は限定的ですが、今後は化石燃料の代替としての麻産業の発展が見込まれています。

まず石油化学製品（オレフィン、芳香剤、合成樹脂、合成繊維原料、合成ゴム、その他）でみると、国内生産量は年間約６兆円とされます。そのざっと10％をヘンプに置き換えるとしたら、６０００億円の市場規模が見込まれます。日本ではたぶん20％はいけるでしょう。

すでに石油化学製品からの代替が進んでいます。

たとえばドイツでは、やや古い数字ですが、２００３年の自動車生産台数５５０万台のうち、プラスチックの強化材などとして使われた植物由来原料の使用量が８・８万トンに達し、これを１台当たりにすると16キログラムに相当します。

またフランスＡＦＴ社は、ガラス繊維強化樹脂（ＧＦＲＰ）の代替として、ヘンプ繊維強化樹脂を30％含んだ天然繊維強化樹脂「Refine」の製造を２００５年から開始。主に運搬用の食品パレットなどに採用され、今後は自動車部品への応用も見込まれています。現在の生産量は年間約6万トンに達しているそうです。

ガソリンそのものも、アメリカで普及しているE10という燃料の10%をバイオエタノールにする混合ガソリンに対応した自動車になるとすれば、ガソリンの10%に相当する市場が見込めることになります。

ざっと計算してみると、国内のガソリン消費量は現在、年間約5500万キロリットルで、1リットル当たりの価格は、ガソリンスタンドへの元売り価格から揮発油税などを差し引いた、精油所の出荷価格で1リットル当たり50~60円(原油相場や為替相場により変動)です。

したがって、出荷価格ベースで言うとガソリンの市場規模は2兆7400億円。この10%をバイオエタノールに置き換えると、3000億円近い市場になります。このすべてがヘンプになるわけではなく、実際にはその他の植物由来原料との競合になります。しかし先述したとおり、現在、バイオエタノールの主原料となっているトウモロコシやサトウキビは、価格が急騰してしまい、食糧としてこれらの作物を必要とする国の経済を圧迫しているという弊害があります。その点、既成の食糧市場を荒らさないヘンプは代替燃料として有望だと思います。

木材の代替としてヘンプが活躍

次に有望なのは、木材の代替です。

製紙原料ですと、平成22年度で木材由来のクラフトパルプの出荷量は約110万トン、金額にして620億円。このうちやはり10%を代替原料に置き換えるとして、62億円の市場が見込まれます。

いま地球温暖化問題や森林破壊による熱帯雨林地域の環境汚染を食い止めるために、持続可能性の高い資源への切り替えが急がれています。

その代替原料の筆頭として、麻の一種であるケナフが主に使われています。ただし、ケナフはほとんど国内では生産されていません。できればこれを国産の大麻に切り替えるべきでしょう。

建築用の木材についても同様のことがいえます。

国内の木材需要は年間およそ1億立方メートル、このうち製材がほぼ半数の5000万立法メートルで、そのうちの8割が建築用です。

現在のところ、建築用におけるヘンプの利用は断熱材、吸湿材、漆喰壁などに限定されていますが、内壁や躯体(くたい)用に麻ボード、麻壁なども開発されています。

価格は畳一畳分で1万円ぐらいと決して安くはありません。しかし木材資源の保全を考えれば、建築材料の相当量をヘンプボードなど持続可能な資源に置き換えていけばよいでしょう。

栄養価の高い麻の実は自然食品として人気に

大豆に匹敵する栄養価を持つ麻の実や麻の実から絞り出したヘンプオイルも注目の素材です。年間の輸入量は約１１００トンで、１キロ当たり１５０円で取引されているようなので、１億６５００万円ほど。現在はほとんど鳥の餌として使われています。

しかし、麻の実の栄養価は非常に高く、「たんぱく質20～30％、脂質25～35％、食物繊維20～30％、鉄、銅、亜鉛およびマグネシウム等のミネラル分、ビタミンE、ビタミンK等を豊富に含んでいる。特に脂質の中で必須脂肪酸の割合は、約80％とすべての植物油の中でもっとも多く含まれ、リノール酸とα-リノレン酸を3対1と理想的なバランスで含んでいる。これらの栄養価の高さから『天然サプリメント』と呼ばれ、欧米諸国を中心に愛好者を増やしつつある」（赤星氏）といいます。

１９８１年にドイツで行われた第12回国際老年医学会で世界長寿地帯として認定され、さらに１９９１年11月1日に東京で開かれた第13回国際自然医学会で世界五大長寿の里として認定を受けた「世界一の長寿村」中国・広西チワン族自治区巴馬県。この長寿の秘訣（ひけつ）をさぐろうと、世界的な研究機関がこの地を訪れ、食生活や現地の自然環境などを調査しました。その結果、どうも秘訣は麻の実にあるらしいことがわかってきました。

この地では、伝統的に麻の実（現地では火麻仁と呼ばれる）を常食としており、麻の実スープや麻の実粥を好んで食べるそうです。この地の食事を研究した機関によると、1人当たり年間15～20kgの麻の実を摂取しているということです。

赤星氏によれば、麻の実には抗酸化物質であるポリフェノールの一種リグナンアミド類に属するカンナビシンAからカンナビシンGが発見されており、いずれも高い抗酸化力が確認されたということです。

こうしたことから、麻の実をサプリメント的な自然食として売り込もうとする動きがあり、仮に国民の1％が毎日大さじ1杯（15g）の麻の実ナッツを食べたとして計算すると消費量は年間6570トンになります。

「オーガニック食品の流通量は国民の1％程度だそうなので、それぐらいの流通量は見込めそうです」（赤星氏）

6570トンを1kgあたり1500円とすると約10億円です。

その他、紙漉き体験施設と麻の実レストランを併設した観光事業など、もろもろを含めると、数千億円の市場規模が見込めるでしょう。

野生大麻の有効利用で年間1億円の収入

戦前、ロープなど軍事物資を生産するために、北海道で栽培された大麻が野生化していることはよく知られています。

野生大麻は全国に自生しており、各地の保健所などが中心となって除去作業を行っています。その中で北海道の実績は群を抜いており、日本全体で年間に除去される野生大麻の8割が道内に集中しています。

このため、野生大麻をこっそり採りにくる愛好者が後を絶たず、北海道では毎年約100万本以上を抜いています。ところが大麻は生命力が強く、抜いても抜いても生えてくるため、いっこうに減ることがありません。

ところで、この抜き取った大麻はどうしているのかというと、すべて焼却処分されます。まことにもったいない話です。

規制部位である葉や花穂は別としても、茎や種子は再利用すればよいものを、ただ抜いて捨てるだけでは費用の無駄以外のなにものでもありません。

大麻草1本の重量を1・5キロとして100万本で1500トン、さすがに、いまのところ

野生大麻の除去状況

都道府県別野生大麻除去状況（平成29年度）

都道府県名	除去本数
北海道	792,436本
青森県	106,523本
岩手県	29,479本
長野県	2,491本
福島県	842本
全国	932,661本

規制当局が葉と花穂を売るわけにはいかないでしょうから、茎と種子だけでも販売価格にして1億～1億5000万円ぐらいになるはずです。

毎年多くの人件費をかけて大麻を抜いて焼却処分しても、結局、翌年もまた生えてくるのですから、いっそのこと販売してしまうほうが合理的です。所詮、野生大麻はＴＨＣ含有量が低く、嗜好品としてはあまり品質のよいものではないので、違法採取問題など放っておけばよいと思います。ただ、法律がある以上、そういうわけにもいきませんから、とりあえず毎年伐採し、規制部位だけ処分したら、残った部位は許可を受けた事業者に下取りしてもらえばいいでしょう。

その収益でパトロール要員を雇い、不正採取を取り締まったり、除去費用に充てたりすることもできるはずです。

医療大麻の売上げ予測はガンだけで78億円

医療大麻はガン治療やHIVにともなう痛み、吐き気・悪心、消耗症候群、アルツハイマー病、鬱病、強迫性障害、不眠症、てんかん、気管支喘息、帯状疱疹、多発性硬化症、筋萎縮性側索硬化症、クローン病、パーキンソン病など、約250種類の疾患に効果があるとされています。

医療大麻が合法化されている海外でも、主にガン治療後や治療中の痛みや摂食障害などの改善に使われていることが多いようです。

また多発性硬化症などの筋萎縮疾患、クローン病、アルツハイマー病などの難病にはほかに有効な治療法がなく、医療大麻の解禁が待たれているところです。

これら適応症の患者がどれだけいるかというと、赤星氏の推計ではざっと言って3000万人、実に日本人の4人に1人という数です。

仮にガン治療にともなう深刻な痛み・吐き気、消耗性疾患の患者が総患者数140万人の10%に当たるとして、14万人に2週間、医療大麻を投与するといくらになるでしょうか。

喫煙用大麻の取引価格は1グラム3000円から5000円、平均すると4000円になります。1度に使う量は0・2グラム程度なです。1日5回使用するとして、2週間分で計算すると14グラムとなり、金額にして5万6000円になります。

これを14万人に処方したとして、ざっと78億4000万円の市場ということになるわけです。

また、イギリスのGW製薬が開発した多発性硬化症にともなう神経系の痛みを和らげるサティペックスは、いまカナダで10日分相当1瓶が1000円ほどで売られています。

これを12万人の患者に毎月3本処方するとして、年間で約43億円になります。

非常にざっとした計算ですが、極めて巨大な市場になることは確かでしょう。


医療大麻を合法化している国では同時に、患者が自分で使用する分の個人的な栽培を認めています。

これは健康保険組合や個人の医療費負担を抑制するためで、医師による処方を受けると、指定の販売店で種を購入することができるようになっています。その種を自宅の庭やプランターで育てて、採取された葉と花穂を乾燥させて、自家製大麻を作るわけです。

日本でも同様の処置が導入できれば、それぞれの適応症にかかっている医療費を大幅に削減することが可能です。

加えて、医療大麻の摂取により症状が緩和されて、社会復帰できるようになる人もいるでしょう。これによる経済効果も無視できません。

嗜好大麻を解禁することで税収増

嗜好品としての大麻はタバコやアルコールよりも害が少なく、安全に楽しむことができる娯楽と言えます。

この際、解禁してしまい、オランダのように、指定された場所で個人的に楽しむだけなら合法化して、その代わり税金を徴収すればいいのです。

指定された場所での使用に限定することで、未成年の使用や過度な濫用を抑制することができるはずです。

規制当局にしてみれば、たとえ限定的であれ、大麻を一度解禁したらとてつもなく濫用が広がってしまうと言いたいのでしょう。しかし、決してそういうことにはなっていませんし、ならないようです。

前述したとおり、大麻を事実上解禁しているオランダやイギリスなどでも、大麻の愛好者はそれほど多くありません。大麻を使用するかどうかは、その国の文化や環境に由来するものです。中南米やインド、中東などでは歴史的に大麻を愛用してきたので、規制するかどうかにかかわらず愛好者の割合が多いのに対し、ヨーロッパにはそういう文化がありませんので、意外に広がらないのです。

大麻に適応できる日本の患者数

病　名	患者数(人)	出　典
ガン 深刻な吐き気 深刻な痛み 悪液質または消耗性疾患	1,423,000	H17患者調査より
多発性硬化症などの痙攣	12,658	指定疾患の患者数とした
クローン病	27,384	指定疾患の患者数とした
緑内障	300,000	厚生労働省患者調査2002年
HIV陽性	10,552	厚生労働省エイズ動向委員会「エイズ発生動向報告」2008
エイズ	4,899	厚生労働省エイズ動向委員会「エイズ発生動向報告」2008
アルツハイマー病	176,000	H17患者調査より
C型肝炎	1,500,000	C型肝炎ウイルス持続感染者の推定
てんかん	1,000,000	日本てんかん協会
脊髄疾患	100,000	厚生労働省「身体障害児・者実態調査結果」(平成13年)
関節炎	7,000,000	国民生活基盤調査2004
慢性痛	17,000,000	服部政治らによる大規模調査(2004年)
偏頭痛	8,400,000	北里大医学部の坂井文彦教授ら
拒食症	22,200	1998年厚生省研究班

出典：関西医療福祉コンサルティング制作「医療大麻講座」より

たとえば、大麻に対する寛容政策をとっていることで有名なオランダでは過去に1度でも大麻を使用した経験がある人は成人の20％。常用している人はそのうちの20％、つまり成人の4％に過ぎません。

これに対して、大麻を厳しく規制しているアメリカでは、使用経験のある人が40％以上、常用している人が6％という調査結果が出ています。オランダより多いのです。

アメリカにはもともと大麻を嗜好する習慣はありませんでした。人口比率の高いヒスパニック系がマリファナ文化を持ちこんだのと、ヒッピームーブメントの発信地であることから、先進国の中では比較的に大麻の使用割合が多いようです。

このように大麻を規制しているかどうかではなく、もともと大麻を嗜好する文化があるかどうかが使用割合に大きく関係することがわかります。

では日本の場合はどうでしょうか。

前述したとおり、もともと日本には大麻を吸う習慣はありませんでした。農家の人たちがタバコの代用品として自家製の大麻を使用したり、また密教の修験者が悟りを開くために使用していたことはありますが、市井では広がりませんでした。

したがって嗜好品としての大麻を解禁しても、実際には意外に広まらないのではないかと思います。

ともあれ諸外国なみに、愛好者が成人の5%程度に広がるとして、成人人口約1億人の5%、500万人が常用すると考えましょう。

大麻の場合、強い依存症状はないので、タバコのように常にふかしている状態ではなく、食事や寝る前、仲間と楽しむときなどにジョイント（乾燥した大麻を紙にくるんで火をつけて吸う、タバコと同じような形態）を1本吸うといった用途が一般的のようです。ある調査では、愛好者の使用量はジョイントにして月間平均18・7本ということです。

タバコ1本で0・7グラムの葉が使われますので大麻も同様とすると、0・7グラムかける18・7本で月間13グラム。価格は1グラム4000円ほどですが、これは密売価格なので不当に高く設定されています。

オランダのケースをあてはめると、コーヒーショップだと1グラム10ユーロ〜50ユーロで買えるそうなので、日本円にして1000円〜5000円。うち税率が20%かかっていますので、本体価格は800円から4000円。この場合、4000円というのはよほどの高級品なので、普及品の1000円〜2000円ぐらいのものが常用されるとして、1人当たり月間1万3000円〜2万6000円、500万人が常用したとして、しめて650億円〜1300億円、これが12カ月で7800億円〜1兆5600億円になります。これに、タバコ並みの税率50%をかければ、約4000億円〜8000億円の税収増となるわけです。

さらに、関連産業への波及効果もあります。オランダでは、全国に700軒のコーヒーショップがあり、約3000〜5000人の雇用を生み出しています。また、ジョイント用の巻紙だけでヨーロッパでは年間100億円の市場規模があります。もちろん大麻の生産、加工においてもそれなりの産業規模になることが予想されます。言ってみれば、JT並みの優良企業が1つ新たに誕生するようなものです。

ハームリダクションによる現実的な政策を

大麻を闇雲(やみくも)に禁止するのではなく、一定の限度を設けて規制を緩和し、管理していくことをハームリダクションと言います。これに対して、現在のように厳しく法律で取り締まることを司法モデルと呼ぶようです。

大麻に限らず、アルコールやタバコ、そして覚せい剤や向精神薬も含めて、あらゆる薬物をいっさいこの世から排除してしまえれば、それが理想的な形なのかもしれません。

けれども、すでにある程度広まってしまったものを抑止することは、かえっていろいろな弊害がありすぎるようです。

かつてのアメリカでのアルコール禁止法が良い例です。国民の中に娯楽として定着していた酒を禁止するという無茶なことをやったおかげで、マフィアが巨大に成長してしまい、司法が手をつけられなくなって国内の治安は悪化しました。

これと同じで、いま日本やアメリカは司法モデルに従って、大麻の使用者や販売者を根こそぎ逮捕しようとしても、大麻の流通が増えることはあっても減ることは決してなさそうです。その上、禁止薬物とすることで、かえって闇社会に資金が流れてしまっています。

薬物のない社会は1つの理想なのかもしれませんが、それは所詮、夢物語に過ぎないようです。

大麻の使用者や販売者をどれだけ逮捕したとしても、逮捕したそばから違反する人が出てくるので、どこまでやってもきりがなく、司法が大麻に勝つ日は絶対にやってこないように思います。だったら、そんな無駄なことをやっているよりも、規制を緩和して管理することによって、薬物が持つ良い部分を社会に生かすことが合理的ではないかという考え方のもとに行われているのがハームリダクション政策です。

薬物と一口に言っても、良い面、悪い面、それぞれあるわけです。アルコールは百薬の長ですし、タバコにもリラックス効果などがあります。覚せい剤やMDMAだって適正に使えば治療薬にもなるのです。

もちろん、すでにある程度広まってしまっているからといって覚せい剤まで規制緩和していいということにはなりません。どれだけ果てしのない闘いになろうと、それでも許してはならない危険な薬物というのも当然あります。

それでは、大麻はどうでしょうか。これまで検証してきたとおり、大麻はアルコールやタバコより毒性が低くて安全であり、そもそも禁止する根拠に乏しいと言えます。だったら、無暗に禁止するのではなく、解禁して税金をとればよい。大麻の取り締まりにかかっている予算や人員を覚せい剤などより危険な薬物の取り締まりに投入するのが合理的だというのがヨーロッパ各国の発想なのです。

この政策は、いろいろな意味で現実的と言えるでしょう。全面解禁してしまうわけではなく、条件付きの緩和とすることで、規制当局による管理の余地を残しています。

実際オランダでも情勢の変化に合わせて、たびたび規制を強化したり、規制内容を変更するなどして常に大麻の流通を管理下に置いています。現在はコーヒーショップと呼ばれる許認可店でのみ販売しており、流通にかかわっているのは一般企業ですから、日本やアメリカのように、闇社会の裏ブローカーが跋扈（ばっこ）している状態よりよほど管理しやすいようです。

大麻取締法の廃止による弊害は常識的には何もない

以上で大麻取締法を規制緩和、ないし廃止することで大きな経済効果が生まれることがわかっていただけたでしょうか。

では、本当に大麻取締法を廃止してしまった場合に、何か弊害はないのでしょうか。

そもそも大麻取締法は被害者なき犯罪取締法と言われています。中毒症状で死に至ったケースの報告はこれまでありません。もしあったとしても、ごく少数でしょう。

また大麻の影響で錯乱状態に陥り、人や自分を傷つけたという例もありません。さらに長期にわたる使用により、精神や身体の健康を損なうケースも極めて稀といえます。

実際、大麻取締法で逮捕されている年間2000人ほどの大麻使用者のうち、中毒者と取り締まり当局が判断しているのは年間で数人ほどです（注・2017年の逮捕者3008人）。そのわずか数人についても、特に医療機関で治療するなどの処置はとられていません。

実際に、中毒者と呼ぶべきものではないはずなのです。確信的な大麻愛好家は、大麻所持で逮捕されて法廷に立っても、「大麻は悪いものではない。自分は悪いことをしたと思っていない」と持論を展開すると、「薬物との親和性が高い」として中毒患者の烙印を押されてしまうのが実態です。

大麻を過剰に摂取することで、なんらかの健康被害、精神症状が出るのは確かなので、まったくゼロとは思いませんが、本当の意味で、身体的、精神的にダメージを負っている人というのはごくわずかであると考えられます。

唯一、弊害が指摘されるとしたら、交通事故との関連でしょう。

アメリカでは、交通死亡事故原因の1位が酒酔い運転で、2位がマリファナを摂取した状態での運転であるとされています。

大麻を吸うと、時間や空間の感覚が変化するなど、通常の精神状態でなくなることは確かなようです。ちょうどお酒に酔った状態に似て、気分が高揚して時間や空間の感覚がマヒし、反応速度や運動能力にも影響するということなので、車の運転はやはり危険であろうと思われます。

ただし、そうではないとする研究結果もあります。イギリス運輸省による報告では「（大麻を摂取したときの身体の状態は）平常時とは異なるが、必ずしも事故につながる技能的な障害があるとはいえない」としています。

また、同じくイギリスの国会の貴族院科学技術委員会は、「アルコール使用者は平常時よりも危険な運転をする傾向があるのに対し、マリファナ使用者は危険を回避しようと低速で注意深く運転する傾向にあり反応時間や運動能力の低下を相殺するため、直接的に事故の増加にはつながらない」という報告をしています。

いずれにしても、仮に大麻を吸って、精神変容成分の影響下にある状態で車を運転して事故を起こした場合、大麻が悪いのではなく、大麻を吸って酩酊した状態で運転する人が悪いのです。したがってアルコールと同様、大麻の精神変容による影響下で車を運転した場合には、酒酔い運転同様の厳しい罰則を設ければよいと思います。

それ以外には、弊害らしい弊害は見当たりません。むしろ大麻を解禁することによって、相対的にアルコールとタバコの利用が減り、そのことによるメリットが大きいと考えられます。

たとえば、大麻草検証委員会代表の森山繁成氏は次のように主張しています。

「嗜好品の酒類は6000万人の市場規模があり、その売上げは約3・8兆円の規模である。そして税金として1・5兆円の税金収入を国にもたらしている。しかし、飲酒運転による交通事故、飲酒後の粗暴犯事件、230万人にも上るアルコール依存者による労働市場の損失、アルコールによる疾病疾患の医療費が政府管掌の保険から補填され、社会的損失は6・6兆円にも上がり、国家に対して差引5・1兆円の損失を与えている。

タバコは2880万人が常用する3兆円の市場があり、2兆円の税収を生み出している。タバコに含まれる酸化炭素やニコチンは循環器系疾患、呼吸器疾患の最大の原因物質でもある。喫煙を続ければ、気管支炎、慢性気管支炎に移行し、最終的には肺ガン、慢性閉塞性肺疾患を発症させる、危険を内包した嗜好品である。タバコの喫煙による社会的損失は、アルコールをはるかに超える損失があり、7・0兆円規模になっている。現在、販売されているタバコには、箱の外周に喫煙を行うと、循環器・呼吸器疾患を発病する恐れがあるという内容の注意書きが為されているが、依存者は1800万人に上り循環器・呼吸器疾患の治療に多大な費用が投入されている。税収は2・0兆円であるが、社会的損失は、その金額を差し引いてマイナス5・0兆円の損害を与えている。また、その健康被害は国民の身体に直接あり、金額に換算できない」

大麻を規制するよりタバコを禁止薬物にしたほうが、よほど国民の健康に寄与するようです。

大麻取締法による損失は計りしれない

大麻を規制薬物とすることで、取り締まりや啓蒙(けいもう)活動に予算が注がれています。もし、大麻が安全な嗜好品なら、それらの費用を節約して、他の行政サービスに注げます。そしてそのほうが合理的です。

また、大麻取締法違反が発覚したことによって職を追われた人の経済的な損失も無視できません。本来ならその人たちは、いまでも普通に働き、消費し、税金を納めていた人です。でも、職を追われた上に、前科がついてしまうので再就職にもハンデがあり、収入は著しく低下していることが多いと思います。これは明らかに大きな損失と言えるでしょう。

では、いったい、大麻取締法が存在することによって、どれだけの損失が発生しているのでしょうか。

212ページの表は、大麻研究家の赤星氏が試算した大麻取締法にかかる直接間接的な損失を推定したものです。

この分析は、やや古いのですが、データがそろっている平成11（1999）年の数字をもとにしています。

この年は、大麻取締法違反による逮捕者が900人余りと、例年の半分ほどしか出なかったため、やや低めの数字になっています。例年ですと2000人ほど、多い年には3000人を超えることもあります。

その場合、この数値は単純に逮捕者に応じて倍化されますので、2000人なら70億円、3000人なら100億円となるわけです。

大麻取締法は、覚せい剤取締法に次ぐ逮捕数を毎年出していますので、予算規模も覚せい剤事犯に匹敵しています。薬物としての危険度は雲泥の差なのに、予算規模をこれだけかける必要ははたしてあるのでしょうか。

大麻取締法を改正しなくても、実質的に被害者がほとんどいないと言っていい大麻取締法をあえて運用せず、覚せい剤や向精神薬、新たな脱法ドラッグの摘発や啓発活動に予算を振り別けるべきではないでしょうか。

大麻取締法という支配の道具を国民の手に取り戻そう

いろいろ調べて行く中で、単なる嗜好品に過ぎない大麻を、規制当局はなぜこれほどまでにヒステリックに取り締まろうとするのか、調べれば調べるほど疑問に感じてきました。

法律を変えるとなると大仕事になります。しかし弾力的に運用することは比較的に安易です。実際、ヨーロッパやアメリカでも厳密に言えばいまでも使用禁止なのに、事実上の黙認状態にあると言っていいでしょう。法律はあるけれど、行使をしないという方法です。

いま世界的に薬物事犯やテロが深刻な問題になっており、大麻取り締まりにかまけている場合ではなく、もっと危険な薬物やその他の犯罪に警察の資源を使うことが有益だという判断なのかとも思います。これは、日本でも言えることです。

日本の警察だって厚労省だって、大麻にたいした害がないことはわかっているはずなのです

〈直接費用〉

1・医療費（大麻の使用により心身の健康を害した人）：0円

2・社会復帰活動（断薬・脱薬などのためのサナトリウムなど）：0円

3・司法の費用

①矯正施設（刑務所、少年院など）：5億5963万円

②取り締まり（人件費、薬物対策費 、裁判）：11億2201万円

司法の費用合計：19億4973万円

4・行政の費用

①麻薬・覚せい剤対策費：7億4337万円

②麻薬取締官事務所運営費：19億2563万円

③厚生科学研究補助金：1億2700万円

④薬物乱用防止キャンペーン：3451万円

行政の費用合計：2億0451万円

5・予防費

①青少年特別啓発事業費：512万円

②麻薬・覚せい剤乱用防止国民運動事業費：1956万円

③薬物乱用防止指導者育成事業費：731万円

予防費合計：3200万円

直接費用　21億8625万円

〈間接費用〉

1・死亡、疾病による機会損失：0円

2・離職にともなう機会損失：12億4800万円

間接費用合計　12億48万円

以上、大麻取締法による社会経済的損失

直接費用　21億8625万円

間接費用　12億48万円

合計　33億8673万円

分析：赤星栄志

参考：池上直己、山内慶太、湯尾高根「薬物乱用・依存によるマクロ的社会経済的損失に関する研究」平成12～14年度厚生科学研究費補助金・分担研究報告書、p189～200

から、同じようにすればいいのです。外郭団体ならいざ知らず、実務を担う役所はどこも予算不足で、無用な経費はなるべくかけたくないはずです。それなのに、なぜ無益な大麻取締法の運用をやめないのでしょうか。それが不思議でたまりませんでした。

あえて、結論めいたことを言ってしまえば、現状の規制内容や組織の在り方、仕事の進め方をなるべく変えたくないという官僚特有の体質がその根底にあるのは確かなようです。しかし、それだけでは何か物足りない。もう1つ理由を探そうとしたら、大麻が持つある種の精神文化、反体制的な臭い、そういうものに一種の恐れを感じているのではないかと思えてなりません。

アメリカではいま厳しい規制にもかかわらず、世界的に見てもマリファナの使用者が多い地域であると言えます。これは、1960年代におこったヒッピーブームが背景にあると考えられます。

伝統的な社会規範、あるいは国家による規制など、既成の権威に疑問を投げかけ、社会を統制しようとする誰かによって作られた価値観に縛られた生き方を否定し、自分たちの信念に従って自由に生きることを肯定しようとしたもので、主にアメリカの若者の間で生まれ、世界中に広まったムーブメントです。

その発端は、1960年代に苛烈を極めたベトナム戦争にありました。

この戦争に加担したアメリカは、戦費がかさんで国力を大きく後退させることになりました。

国民生活にもその影響が忍び寄る中で、自由と民主主義を守るために正しい行動をしていると信じていた国民を、アメリカ政府が裏切っていた事実が徐々に明らかになってきたのです。

共産主義革命を掲げる北ベトナムは、民主主義の脅威であり、平和を脅かすテロリストであると、政府は説明していたのに、実際にはそうではないことがわかって、国民の間に大きな失望と政治への不信が湧きおこりました。

そのとき、それらを背景に国家の言っていることや既存の権威、伝統的な価値観など、これまで経験的に正しいと信じてきたことを見つめ直し、本当に何が正しいのかを自分たちで判断し、自分たちの信じる価値観に従って生きていこうとした1つの運動であったとも思われます。

そして若者たちは、正義の名のもとに行われる戦争を虚像と見抜き、平和と愛に生きることこそ、人としてのあるべき姿だと考え、いっさいの争いを否定。そして争いのもとである経済競争を否定し、何でも工業化してしまうのではなく、自然とともに生きようとするネイティブや東洋的な価値観に傾倒したり、禁欲的に生きることを説く古い教条的な価値観から解放され、フリーセックスを提唱したりしました。

その延長線上に、規制当局がこれまで「危険な麻薬だ」と盛んに喧伝してきた大麻（マリファナ）についても、本当にそうなのか、自分たちで試してみようじゃないかということで、大麻他の薬物をむしろ積極的に肯定するようになったきらいがあったようです。

この結果、大麻を実際に体験してみたら、幻覚症状が出るわけでも、ひどい禁断症状に襲われるわけでも、暴力的になるわけでもなく、いたって安全で平和的。そして心を自由にしてくる嗜好品だと気づきました。これにより、大麻がヒッピー文化の1つの象徴となっていったようです。

プラカードを掲げて市中を練り歩くような、よくある反対運動ではなく、ドラッグと音楽とセックスを主たるテーマに、いたって平和的で、のんびりした運動が、結果的にベトナム戦争を終焉(しゅうえん)させ、アメリカの社会文化を大きく変容させたとも言えるのです。それだけインパクトが大きかったものです。

これはアメリカの行政機関にとってみれば、手痛い失敗だったはずです。行政機関や規制当局にとって、国民が国や行政のことを信じなくなり、指示命令に従わず、いちいち盾つくようになることは、政策運営上極めて不都合です。ある意味で、彼らにとって国民が従順に言うことを聞かなくなることは、こざかしいというより恐怖でさえあると思えます。

結果的にアメリカでは、いまでもマリファナ関連で年間80万人にも上る逮捕者を出しています（注・2017年、約66万人）。逮捕しても逮捕してもきりがないけれど、やめるわけにはいかないのでしょう。

そうしたアメリカ規制当局の失敗を目の当たりにした日本の当局者は、同じことを日本では繰り返したくないと思っているはずです。いまはまだ日本ではアメリカほど大麻が広がっていないのをいいことに、真実の情報を国民から遠ざけ、下手な嘘でもつき通す状態です。大麻が広まってしまうことは、規制当局がこれまで喧伝してきたことが嘘だとばれてしまうことにもつながりかねませんし、反権力の象徴である大麻を国民の手に渡してしまったら大変なことになる、自分たちの権力基盤が崩れるかもしれないと思っているようです。

本当に、規制当局がそこまで考えて大麻取締法という法律を守ろうとしているのかどうか証拠がありませんし、私にはわかりません。ただ今回、情報収集を進めていく過程で、厚労省や独立行政法人への取材を進めると、「大麻の問題については答えたくない」、「規制する根拠をいまさら説明する必要はない」というヒステリックなまでのアレルギー反応に接し、高慢や不遜（ふそん）というより、何かを恐れているようにしか感じられなかったのは事実です。

彼らが本当に恐れているのだとしたら、正しいことを実現するためにならこの現実を私たちは使わない手はないでしょう。

いまこの国の行政は、明らかに変な方向に向かっています。国民の幸せ、日本という国の国益を守ることではなく、行政当局者たちが権益基盤を守ることだけに汲々としているようにすら見えます。国会も産業界も、行政に丸め込まれてその意のままに動くように、国民が何を言っても政策も経済システムもよい方にほとんど変わりません。

結局、原発は安全を置き去りにしたまま再稼働するでしょう（注・2020年2月現在、7基稼働）。社会保障制度はどんどん改悪されていき、年寄りには住みにくい世の中になるでしょう。国民の間の経済格差は広がり、貧困世帯がますます増えそうです。

でも私たち国民が、彼らの権力の野望を突き崩すよい手段を探すとしたなら、それは大麻のように思います。

この問題は、大麻という嗜好品を吸わせるか吸わせないか、そんな次元の話ではないと言いたい意味をぜひわかっていただきたいのです。

ぜひこの現実を、みなさんの目と耳で確かめてほしいと思います。私や調査に当たってくれたスタッフたちの言っていることが嘘なのか、それとも規制当局の言っていることが嘘なのか、みなさん自身で確かめてほしいと思います。そして、ぜひ真実と現実に気づいてほしいのです。私の意見を押しつける気は毛頭ありません。みなさん自身が真実の情報に基づいて判断してほしいだけです。

いまの世の中は、まだ嘘の情報がかなり垂れ流されています。けれど、正しい情報を受けとれれば、日本人は冷静で適切な判断ができる人たちだと思います。それを信じて本書本文のペンをおきます。

おわりに

（2012年）6月中旬から本書の取りまとめを始めました。6月25日に、ほぼまとめ上げ、6月末に出版社に原稿を渡したのですが、初校の出てきたのが7月4日、きょう7月10日に再校を終わりました。

本書は、「はじめに」に書きましたように、多くの人に取材の協力をちょうだいいたしました。赤星さん、中山さんと他にもジャーナリストの長吉秀夫さん、弁護士の丸井英弘さん、大麻検証委員会の森山繁成さんなど本文中にお名前を記しています。それらをビジネス社の唐津社長とそのスタッフであるフリーライターの太田さとしさんに大まとめをしてもらい、私の手元へと届けてもらったのです。

そのため、多くの貴重な意見がバラバラに入りすぎ、少し「まとめ方」が粗くなりました。文章も私らしくないところもあります。私のコトバですべてうまくまとめられなかったのです。とはいえ、私の言いたいこと、書きたいことは、みんな書けましたし、文体以外は「まとまった本になった」と思っています。まずこれらの人々に心からご協力のお礼を申し上げます。

それとともに、本書を「まとめるプロセス」の中で、どうしても最近、数百年の世界の歴史、さらに国家のあり方、国益や国策の考え方の変化、さらに日本にしぼりますと、日本人の特性、特に官僚という存在の保守性や日本人全体の本質的性質、戦後という特殊な時代とGHQの存在、GHQの考え方、GHQとアメリカ、アメリカという国の終戦後の日本に対する考え方と対し方などが、はっきりと浮き彫りになりました。

また時代としては、石油全盛時代と、それを押し進めたアメリカという国と大麻の関係も、いろんな流れからよくわかりました。

そういう意味では、大麻が石油の代替品となれる特質を多く持っているものだけに、いまの日本の大麻取締法の悲喜劇も十分に理解できます。私でもわかりました。

とはいえ、現在の世界の時流、「真の自然の理」という人間の正しい生き方やあり方から考えますと、理在の大麻に対するアメリカの連邦政府や日本の取締当局のやり方は、あきらかに間違ったものと言えそうです。そのことは本書をお読みの方には十分におわかりいただけたと思います。

ともかく本文第4章に書きましたが、大麻取締法は法律の基本である保護法益が見当たらないフシギな法律です。いわゆる真の立法目的のない法律なのです。

それだけに1日も早く廃棄にするか、運用の弾力化がこんなに望まれる法律は他にないと言えましょう。

それにしても、本書はいまの日本の立法当事者のいいかげんさ、規制当局のムチャクチャな状態の現実や真実がよくわかる本となりました。

ぜひ、読者も大麻への無関心をやめ、石油の代替品として、世の中を救う最大の製品（植物）として、大麻に強い関心をお持ちください。

大麻草はフシギな植物です。麻科の1年草ですが、110日で高さは3～4メートル。茎の直径は2～3センチでまっすぐ伸びます。連作も可能で肥料も不要。さらに土地まで改良し、地味を豊かにしてくれます。そして大麻草それ自体も、それからできる製品も、人間にはまず無害のようです。益はあっても害はないようです。石油の代替だけではなく、衣料、紙、建物、食材、医薬品、嗜好品と用途は非常に多く、経済効果も計りしれません。GDPを30兆円やそれ以上も増やす可能性があります。

これこそ、神が人に与え給うた貴重な贈り物だ……とすら思えてきます。

本書により、多くの大麻についての真実を知り、日本のため、あるいは世界のために大麻が本来の働きをしてくれることを念じ、本書の「あとがき」を閉じたいと思います。

ぜひ大麻のことをよろしくお願いいたします。
読者に大いに期待しております。

以上

2012年7月10日　自宅書斎で

著者

解説

「ケンカの舩井」の本領を発揮した問題作

義父である舩井幸雄は、かつて「ケンカの舩井」と異名をとるほど喧嘩っ早い一面がありました。晩年は、打って変わって「ホトケの舩井」を貫きました。でも時折、自分がどうしても許せない、間違っている……と考えた対象には、「ケンカの舩井」がひょっこり顔を出してしまうことがありました。本書のタイトルは、まったくもってそのスタンスを取っています。しかし、読了された皆さまはもうおわかりのとおり、本気で、地球と人類の未来を愛情深く見据えた提言が、細かく丁寧に書き綴(つづ)られています。舩井は、得てしてこういうとき、「これはケンカせなあかんな……」と、ニコニコ笑顔で口にするのです。

さて、この1月31日、東京都目黒区の自宅で合成麻薬を所持したとして、「麻薬取締法違反」罪に問われた女優の沢尻エリカ被告(33)の初公判が、東京地裁(滝岡俊文裁判官)で行われ、検察側は懲役1年6月を求刑、弁護側は執行猶予付き判決を求め、即日結審となりました。そして2月6日、懲役1年6月、執行猶予3年（求刑懲役1年6月）を言い渡しました。沢尻被告が逮捕されたあとも、芸能人や著名人の摘発が続いているわけですが、ここからも世の中の風潮は、「大麻」に対し、ある種の逆風が吹いていると認識されています。でも、これこそが、とんでもない「誤解」です！

船井も繰り返し綴っていたように、「大麻」と「麻薬」は異なるものです。その違いが認識されないまま、素晴らしい未来への糧ともなる「大麻」（ヘンプ）がいまのような扱いを受けていることが、私も残念でなりません。

いま世界は、ＳＤＧｓの実現へ向けて動いています。ＳＤＧｓとは「持続可能な開発目標」。２００１年に策定されたミレニアム開発目標（ＭＤＧｓ）の後継として，15年9月の国連サミットで採択された「持続可能な開発のための２０３０アジェンダ」にて記載された16年から30年までの国際目標です。持続可能な世界を実現するための17のゴール・１６９のターゲットから構成され，地球上の誰一人として取り残さない（leave no one behind）ことを誓っています。これは、単なる努力目標ではありません。「必ずやり切らないといけない」「達成できないと地球や人類の存亡にかかわる」ものであることを、声を大にしてお伝えしておきます。

船井幸雄は生前、「地球環境も、経済も、大きな分水嶺（ぶんすいれい）を迎えている。でも、さまざまな本物の出現によって、未来は明るい！」と、頻繁に口にしていました。温度差はまだまだ大きくあるのですが、このSDGsへの取り組みによって、徐々にではありますが、世界規模、地球規模で、持続可能な未来を創っていこうという機運が高まってきています。

「船井の未来予測はよく当たる！」と評判でしたが、確かによい方向に向かいつつあるとも言えます。そのなかで、ヘンプが果たしてくれるであろう役割と成果は想像以上に大きいことを、いま一度強調しておきたいと思うのです。

麻はアサ科の植物。生育が速く生命力のある一年草で、約90日で収穫することができ、約3〜4メートルの高さまで成長します。古代から3000年近くにわたり、人類の暮らしに根付いてきた地球最大規模の農作物であり、生活に必要な繊維、紙、衣類、建材、医薬品を生産する重要な産業であり、持続可能な天然資源であり続けてきました。

ヘンプという植物が世界中で注目を集める理由は、麻の実からは、チーズ、ミルク、アイスクリーム、小麦粉、豆腐、バター、オイルなどの食品が製造されていて、しかも栄養価がとても高いからだと考えられます。一方、葉や茎は、繊維や生地、生薬、医療、建築、製紙、バイオプラスティックなど数万にのぼる製品の材料となること、そして低い環境負荷で製造可能であるということです。

昨今、大きな注目を浴びているのは、そのヘンプの主要成分の一つであるCBD（カンナビジオール）です。精神作用がない安全な栄養素です。ヘンプの中には、活性物質であるカンナビノイドが104種類存在しています。その中でももっとも期待されているのがこのCBDなのです。栄養成分として、テルペノイド類やカンナビノイド類の他にも、ビタミンやミネラル、フィトステロール、色素、プロテイン、ポリフェノール物質、フラボノイドそして必須脂肪酸が含まれています。ここからも簡単にイメージしていただけるとおり、このCBDは多くの人たちを救うと確信できるのです。

一方、世界では気候変動と言われる深刻な環境問題があり、砂漠化や水不足が起きています。人口増加、産業・工業の巨大化が大きく影響していると言われていますが、その解決策のひとつにヘンプがあげられます。病害虫に強いため農薬や化学肥料を必要とせず、雑草のように強く、少しの水と有機肥料で育ち、長年問題になっているCO²をどんどん吸収する植物。森林栽培と比較しても優れた収穫率を誇り、世界各地で1年を通して栽培可能で約90日で収穫できる持続・再生可能な農業を実現します。しかも、その生育過程で1ヘクタールにつき2万1000キログラムの二酸化炭素を吸収します。その量は小麦や松と比べても圧倒的な多さです。また、コットンの栽培と比べても、大量の農業用水をセーブしていると考えられています。もちろん、砂漠のような乾燥地域での有効利用や緑地化への展望も望めると考えられている点からも、まさに地球環境を助けるに素晴らしい植物であると言ってよいでしょう。

いずれにしましても、本書には、「大麻」に関する〝正しい情報〟がこれでもか！というくらいに盛り込まれていました。「大麻取締法」がいかに悪法であり、すぐにでも改正、あるいは廃棄されるべきものであることも存分におわかりいただけたと思います。船井幸雄があとがきに綴った「ぜひ、大麻のことをよろしくお願いします。読者に大いに期待しています。」というメッセージは、いまとなっては、私たちへ渡されたバトン＝「遺言」のひとつのように思えてなりません。

「真実」をお知りいただき、世のため、人のため、そして未来を託す世界中の子どもたち、そしてまだその先を生きる次世代の子どもたちのために、いまこそ私たちが行動を起こしていくときが来ています。

「ともに、明るい未来を創造していこうじゃありませんか！」

これこそが、船井幸雄が私たちに残した最上位の思い＝遺言です。

佐野浩一

解説者プロフィール

佐野浩一（さの・こういち）

1964年大阪府生まれ。大学卒業後13年間、私立中高一貫教育校の英語科教員として従事。2001年より株式会社船井総合研究所にて、船井幸雄より「人づくり法」の直伝を受け、企業幹部向け研修「人財塾」として体系化。その主幹を務め、経営者向け、社内研修向けに150回以上の講演、研修を実施。2003年、株式会社本物研究所を創設し、代表取締役社長に就任。商品の「本物」、技術の「本物」、生き方、人づくりの「本物」を研究、開発し、広く普及活動を行う。2015年、船井幸雄の思想、哲学を世に広めるために、公益財団法人船井幸雄記念館を設立し、代表理事となる。現在4社、3団体の代表、役員を兼務する。 著書は『本物の法則』（ビジネス社、船井幸雄氏との共著）ほか計9冊。

参考文献一覧

◉**医療大麻講座（DVD）**　講師・赤星栄志、長吉秀夫、講師、編集・岩田雅彦　制作・関西医療福祉コンサルティング

◉**医療マリファナの奇跡**　矢部武著　亜紀書房

◉**大麻草解体新書**　大麻草検証委員会編　明窓出版

◉**大麻入門**　長吉秀夫著　幻冬舎新書

◉**大麻の文化と科学——この乱用薬物を考える**　山本郁男著　廣川書店

◉**地球維新 vol.2カンナビ・バイブル**　丸井英弘・中山康直著　明窓出版

◉**ヘンプ読本　麻でエコ生活のススメ**　赤星栄志著　築地書館

◉**麻ことのはなし**　ヒーリングヘンプと詩の真実　中山康直著　評言社

◉**麻薬とユダヤの陰謀史**　太田龍著　成甲書房

◉**麻薬取締官物語**　実録その半生と職務　坂江博見著　文芸社

◉**〈麻薬〉のすべて**　船山信次著　講談社現代新書

◉**マリファナは怖い〜乱用薬物〜**　山本郁男著　薬事日報社

◉**マリファナはなぜ非合法なのか？**　S・フォックス、P・アーメンターノ、M・トヴェルト著　三木直子訳　築地書館

◉**マリファナの科学**　レスリー・L・アイヴァーセン著　伊藤肇訳　築地書館

◉**元「週刊少年マガジン」副編集長　大麻所持逮捕の全記録**　久保象著　データハウス

購読者特典!

2大プレゼント!

下記のQRコード、または
「はぴ★ふるネット」URLより会員登録していただくと、
2大プレゼント無料動画をご覧いただけます。

①動画「“大麻” 最新情報インタビュー」を無料プレゼント!

大麻の有効成分であるCBD(カンナビジオール)の最新情報を
昭和大学薬学部 薬学博士 佐藤均氏に直撃インタビュー!

②動画「船井幸雄の成功塾説法」の第1章を無料プレゼント!

経営コンサルタント会社として世界ではじめて
株式を上場させた、船井幸雄が『成功』という
テーマで串刺しにした6つの小テーマの講演を
体系的にまとめた講演録!

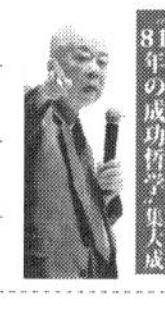

2大プレゼント無料動画はこちらからお受け取りください。

本物研究所「はぴ★ふるネット」

URL:https://www.honmono-ken.com/happyfull/

ご登録方法:「はぴ★ふるネット」ログインページの<未登録の方はこちら>をクリックし、ご入力、ご登録いただきますと、「はぴ★ふるネット」TOPページ内「TOPICS/特集」より動画をご覧いただけます。

プレゼント提供社

船井本社グループ・株式会社本物研究所
TEL:03-3457-1271　FAX:03-3457-1272

著者略歴

船井幸雄（ふない・ゆきお）

1933年大阪府生まれ。56年京都大学農学部農林経済学科を卒業。日本マネジメント協会の経営コンサルタント、理事などを経て、70年に(株)日本マーケティングセンターを設立。85年同社を(株)船井総合研究所に社名変更。88年、経営コンサルタント会社として世界ではじめて株式を上場（現在、東証一部上場会社)。社長、会長を経て、2003年に同社の役員を退任。(株)船井本社の会長、(株)船井総合研究所、(株)本物研究所、(株)船井メディアなどの最高顧問。著書約400冊。主な著書に『【新装版】即時業績向上法』『『船井幸雄が最後に伝えたかった真実』『すべては「必要、必然、最善」』(以上、ビジネス社)、『法則』(サンマーク出版)。2014年1月19日、逝去。

悪法!!「大麻取締法」の真実〔新版〕

2020年4月1日　第1刷発行

著　者　　船井 幸雄
解　説　　佐野 浩一
発行者　　唐津 隆
発行所　　株式会社ビジネス社

〒162-0805　東京都新宿区矢来町114番地 神楽坂高橋ビル5階
電話　03(5227)1602　FAX　03(5227)1603
http://www.business-sha.co.jp

印刷・製本　大日本印刷株式会社
〈カバーデザイン〉尾形 忍(スパローデザイン)
〈本文組版〉茂呂田剛(エムアンドケイ)
〈編集担当〉本田朋子
〈営業担当〉山口健志

ISBN978-4-8284-2174-2

船井幸雄の本

すべては「必要、必然、最善」

船井幸雄がこの世に言い残したこと
「死ぬことが怖くなくなった。
むしろ喜んでお迎えを待っているようだ」
「使命を果たしたら老兵は静かに消えゆくのみ。
これがもっともよい」
2014年1月に逝去した船井幸雄の
ラストメッセージ！

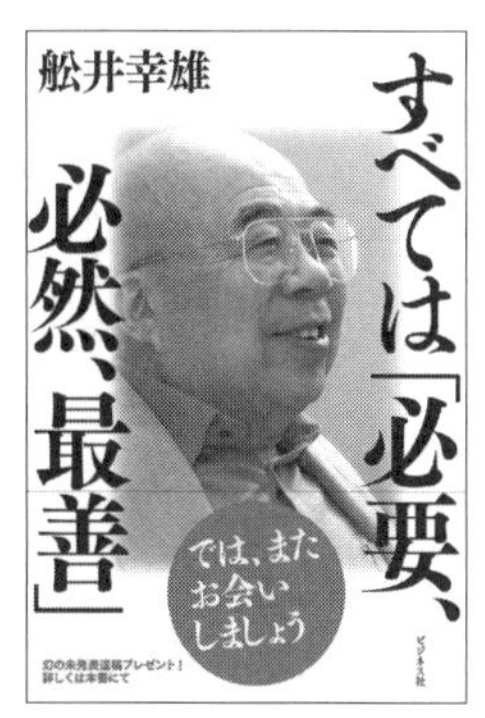

ISBN978-4-8284-1766-0
定価　本体1600円＋税

電子書籍も発売中！

船井幸雄が最後に伝えたかった真実

船井流〝経営と生き方〟のコツ
超格差社会を生んだ
断末魔の資本主義を生き抜く英知の結集！
未来への提言
日本らしく、あなたらしく生きてください

船井幸雄が最後に伝えたかった真実
船井流〝経営と生き方〟のコツ
船井幸雄
超格差社会を生んだ
断末魔の資本主義を
生き抜く英知の結集！
ビジネス社

ISBN978-4-8284-1797-4
定価　本体1700円＋税

電子書籍も発売中！